禅学心性実験録

原坦山著
荒木儀天講述

耳根円通 禅妙智療法秘録

木原鬼仏著

禪學心性實驗錄

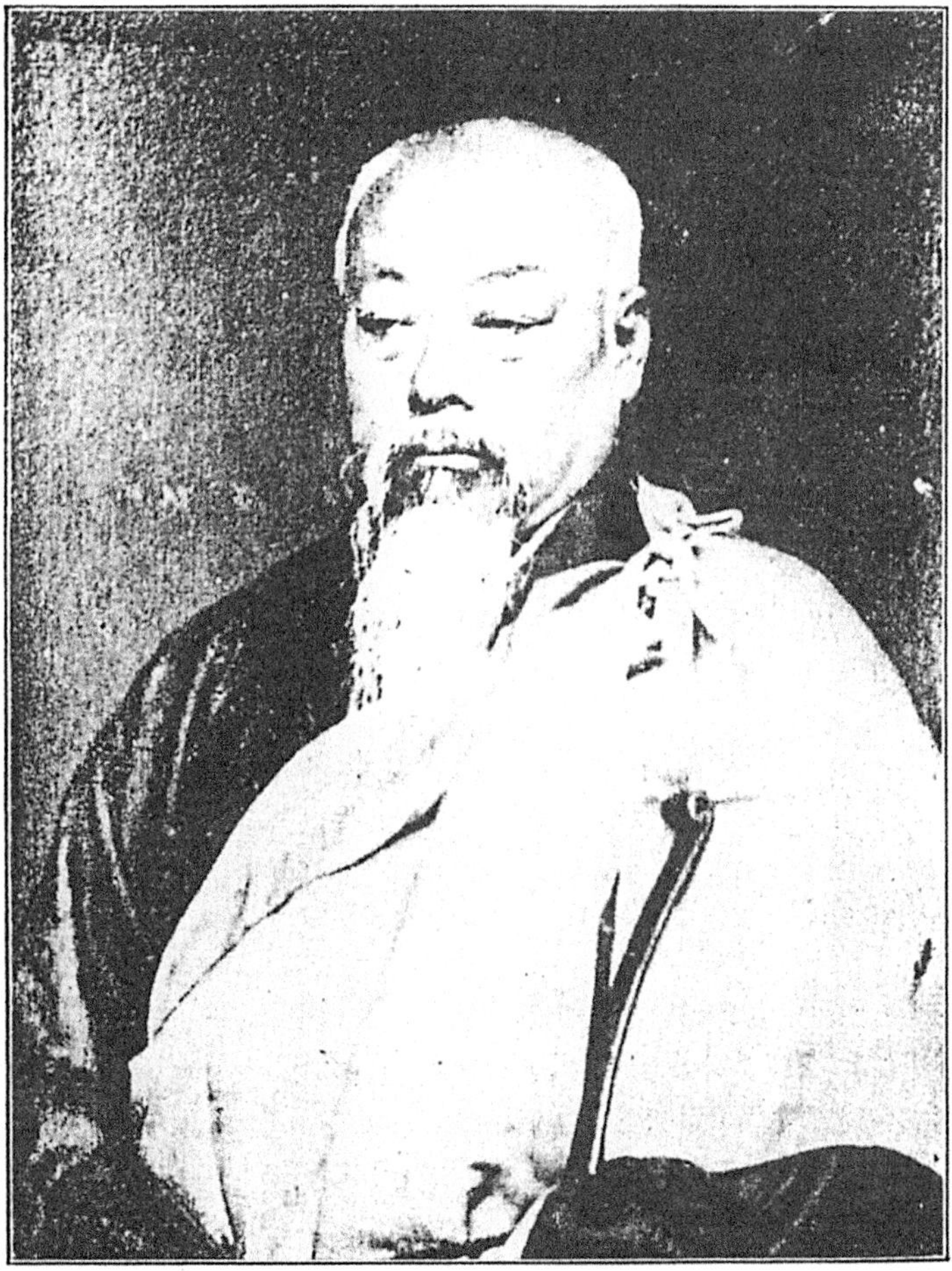

原坦山翁肖像

前賢未發之智
見古今獨步之
學究

題於心性實験録之
巻首

從一位侯爵源通之

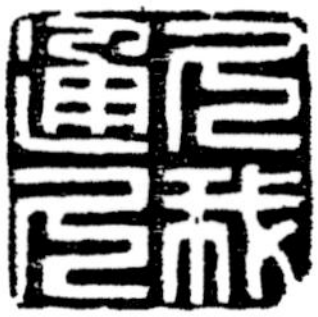

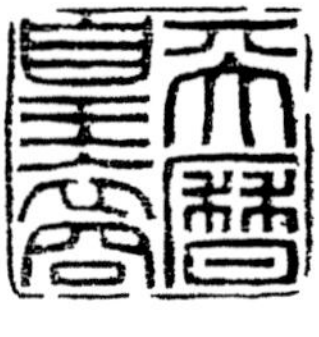

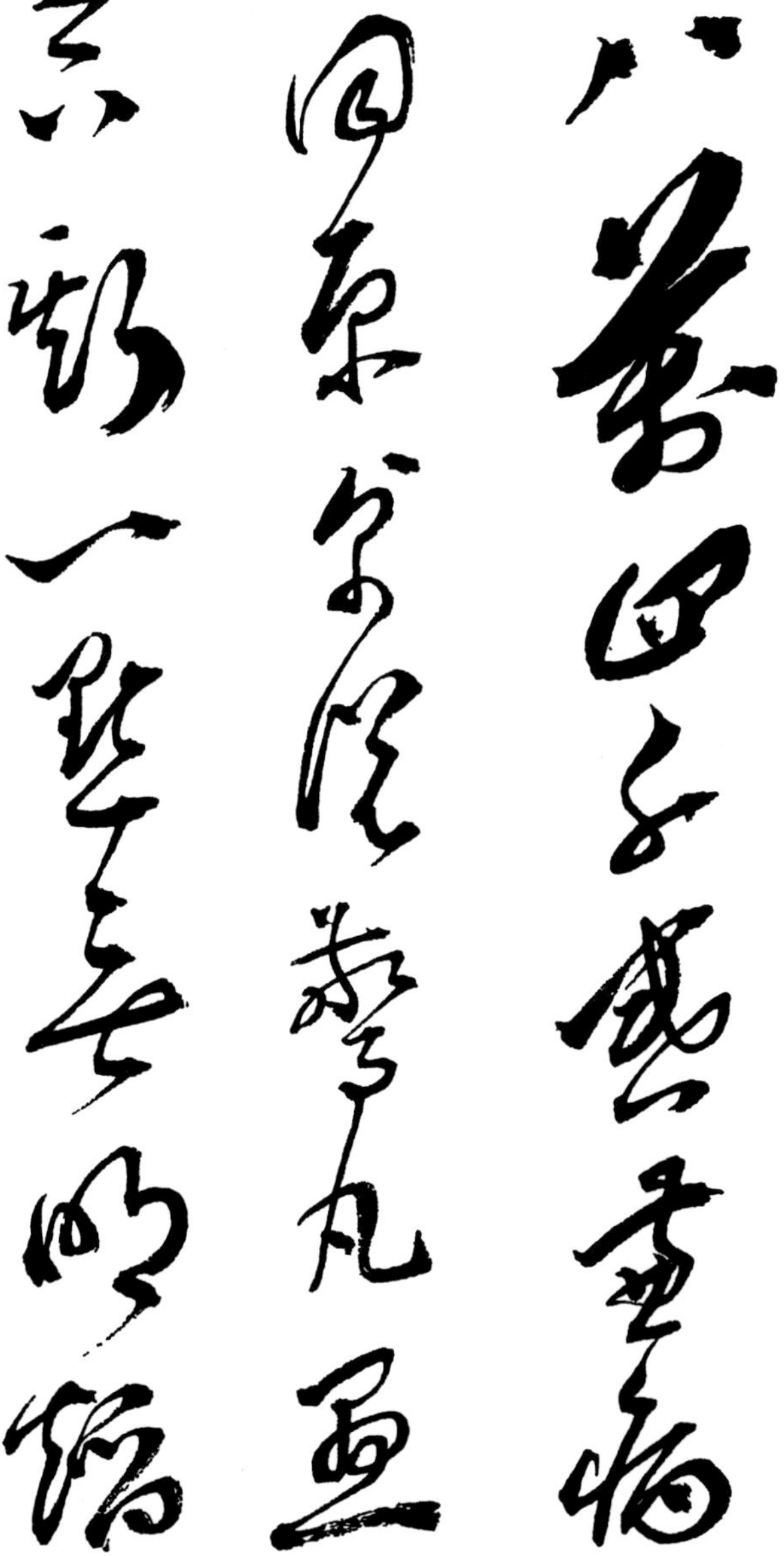

祝出版偉丈夫

出現原坦山大禅

師以性楽語録

大覺宗演

鶯巣きけの清方會利を
杔し～～～をうつこ～
みころをほく～～まひ
枏ころえきほあ
わかはちよに
たちしま
金

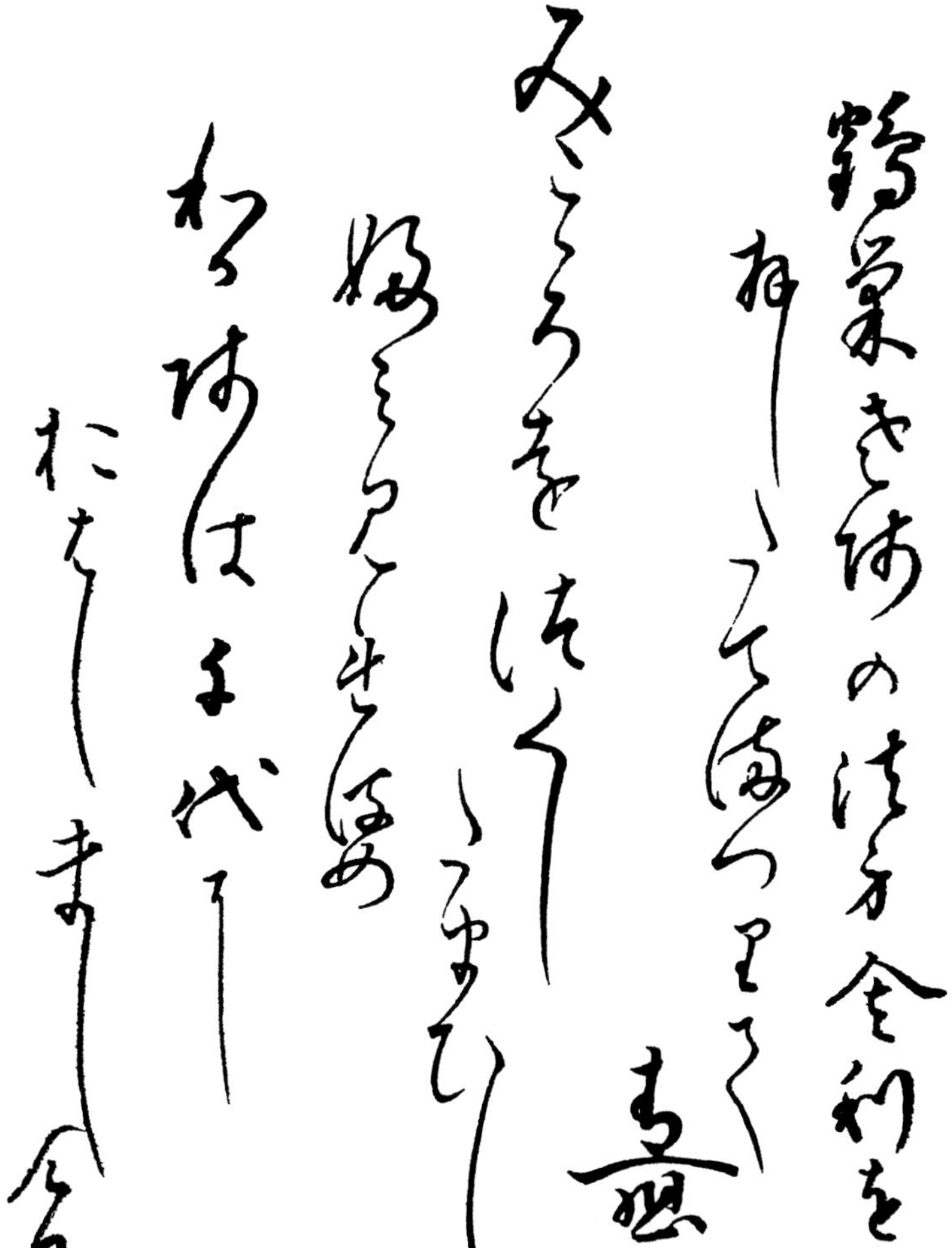

禪學心性實驗錄序

舊臘文債山の如く、容易に償ひ難きを以て終日几に凭り筆を呵して專心努力し、復た他を顧みるに遑あらず。會〻客あり、戸を排して入來る。緇衣紗幘、是れ決して世間尋常の人にあらず。因つて引いて之を書齋に見るに、初對面の沙門なり。名を荒木礒天といふ。故原坦山師の門弟なり。已に寒暄を叙し了つて徐に余に謂つて曰く、頃ろ師の遺稿を輯め、是れを「禪學心性實驗錄」と題し、將に印刷に付せんとす。請ふ爲めに之が序を作れと。而して更に又其書の內容を說き、些の遺漏なからんことを期し、頗る委曲周到を極む。余本と坦山師と少からざる因緣あるを以て必ず百忙を排して之が序を作らんことを約して別る。乃ち獨り書齋に於て師を想見するに、其洒脫の狀、奇逸の態、髣髴として眼前に現れ來るの感なしとせず。因つて之を考ふるに、余が甞て大學に學生たるや、師の諄々として大乘起信論を講ずるを聽

文學博士井上哲次郎序

く、是れ實に今より二十七八年前の事にして、眞に恍として隔世の如し。然り而して余が今日佛教に對して多少の趣味を有するもの、實に師の賜なりといふべし。師の遺稿の發行せらるゝに當つて、豈に一言なかるべけんや。今にして師の行動云爲を回思するに、間軌道を逸して、殆んど端倪すべからざるものあり。是れ必ずしも特に奇を衒ひ異を誇るが爲めに然かするにあらず。蓋し世界人生の事に就いて蚤に大悟徹底する所あつて、天上天下復た其心胸を累はすものあることなし。是を以て區々たる世間の繩墨に拘はること能はざるが爲めなり。然れども其一たび佛教の教理を講ずるに當つては、微を窮め幽を闡き、娓々として繭絲を繰るが如く、聽者をして憬然曉る所あらしむ。師の遺稿の後生を裨益するもの多かるべきは、余の深く信じて疑はざる所なり。印刷成るに及んで偶感ずる所を述べて以て之が序となす。

明治四十年一月九日　　文學博士　井上哲次郎識

自序

予曩に『仙術』の著あり以て初學の爲めに禪の實踐法を示す、今復た吾老師故原坦山翁の遺訓に據つて本著を草す、憶ふに翁の禪に於ける其所見太甚だ古今の理觀と異り、悉く佛法實驗の說にあらざるは無く、皆な的確眞證の論にあらざるは莫し、然れども大聲は俚耳に入らず微言は俗見に逆ふ、翁當年の聲望を以てすら猶ほ緇門の固陋を覺醒するに由なきを歎ず矧んや門外白衣の能く首肯する所ならんや、遮莫、時運の進步は永く空理謊誕の談議を許さず、精究實證の確說にあらざるよりは以て智人の要求を充たすに足らざるなり。

今や漸く斯學勃興の機運に遭ふ、理を計し義を批する者は則ち之れ有り、佛に見え神に接したりと叫ぶ者は則ち之れ有り、茶禪、俳禪、洒落禪等弄禪の徒は則ち之れあらん、而も未だ直指見性の眞秘を活捉して吾人身心の上に迷悟の分際を確實に開示する者あるを聞かず、此辰に方り斯道の爲めに翁が獨得の實驗論を世に紹介するも作家時宜に處するの活機量ならんか、儘よ、魯と呼び魚と號ぶも敢て問ふ所に非ず、但だ之れが論釋の責は著者の負ふ所、若し夫れ砂中に眞金を撈《ヒロ》ひ、蒼溟に驪珠を遺《ノコ》すが如きは全く讀者の得失なり。

古哲いはずや、得《テ》魚《ヲ》忘《ル》筌《ヲ》と頼ひに羅網を透脫して鯉龍を捜得せよ、殺活手に在り把放君が與奪に任かす、あはれ世の參學の高流久しく摸象に習へり忽ち眞龍を怪むこと勿れ、坦山翁自ら曰く、我れ唯だ車を行らんと欲す推挽の異なるを怪むこと莫れと、知るべし古今獨步の活機軸なることを、切に須く直指端的の道に精進し、絕學無爲の人を尊貴せよ、庶幾くは佛佛祖祖の眞髓に冥合し、老翁獨得の三昧に嫡嗣することを得ん歟、翁の事歷碑文あり序に代へて卷首に載す、今復た敢て蕪辭を要せざるなり。

明治三十九年晩秋於野陽蟠龍山禪窟

東海　荒木礒天識

覺仙坦山老師之碑

自泰西實驗之學一入我國。凡百之事概取則於此。獨釋氏之徒依然唯尚理觀。無一及之者。而有之始于吾鶴巣老師矣。師年甫十五入昌平校。兼修醫術。弱冠遇榮禪和尚始知佛法。爲大丈夫之學。剃染爲僧。偏參諸方。既而得證於風外老人。嗣法於京璨禪師。機鋒險峻名聲振叢林。一日遊京師。邂逅小森某。某修西學者。說其實驗甚詳。師傾聽者久之。忽曰我佛法他日恐爲此學所排斥。曾入八事山中。承仙訣於正光眞人。謂此可以資也。自是專心研思大有所發明。乃著書以辨迷悟修證之要旨。其說甚異古今理談。因創佛仙社。聚徒授之。自言知我罪我者其唯在此。安政乙卯瑞世永平寺。明年建法幢於洛北心性寺。無幾退休再托迹水雲十餘年。明治五年官置敎導職。師累遷至少敎正。十二年帝國大學始置印度哲學科。擢師爲講師。大學講釋典實始于此。十八年選爲學士會院會員。緇流入此院亦爲嚆矢。廿五年曹洞宗管長缺其人。內務大臣特命攝理宗務。七月師困臥累日似有疾者。衆醫診候皆言不見病徵。廿七日俄呼筆硯身自裁柬報故舊門生。曰老衲即刻臨終敢報。侍者請遺囑。師笑曰死後之事復何爲。泰然撫白髭而寂矣。火浴分葬市谷長昌寺及相模最乘寺、下總長德院。師諱良作、字坦山、號覺仙又鶴巢。磐城平藩士新井君勇輔長男、以文政二年十月十八日生。享年七十四。老師爲人軀幹肥胖。容貌秀偉。言行如落落而又似甚翼翼者。時或呵佛罵仙醉倒諧謔頗如狂。或思親誨徒丁寧懇欵至獻獻流涕。其擧止殆不可端倪。曩任曹洞宗大學林總監、又執經眞宗敎校。薫陶所及皆使人志氣勃興。所著無明論、心識論、惑病同體論、腦脊異性論、心性實驗錄、老婆新說等悉無非佛法實驗之說。頃日弟子等謀建碑、囑余撰文。乃錄其梗槪、以告來者。今夫西學日益進矣。噫能繼老師而完斯道者其誰也。

明治二十七年八月　　門下生　大內青巒敬撰幷書

勅賜日本曹洞第一道場吉祥山永平寺貫首大休悟由篆額

『訓詁之責在著者』

時得集偈頌

故　坦山

嘗入宣尼學、　螢錐究經史、　早悟非至法、　圓顱爲釋子、　盡力南頓禪、
偶得安心旨、　憶昔小少時、　慷慨期傑士、　自憾我何人、　永朽山野裡、
秉志忘寢餐、　却慚屈姚姒、　不如了一心、　萬法歸胸襟、　天地從改變、
世情任浮沈、　生死夜與晝、　今古晴又陰、　淸霄孤杖月、　和日閑窓禽、
幽意可自掬、　免遭他搜尋、

古賢先聖異中同、　千句萬章空裡風、　筆硯有時隨意得、　任他爲白又爲紅、

衆生ノ幻心還依《タテ》レ幻滅《コス》。　諸幻盡《ク》滅《シテ》覺心不レ動《スセ》。

依《テ》レ幻《ニ》說《クモ》レ覺《ナ》亦《タ》名《ケテ》爲《ス》レ幻《ト》。　若《シ》說《クモ》レ有《リト》レ覺猶《ホ》未《タ》レ離《レ》レ幻《チ》。


我身本より幻なれば、その心も亦た幻なり、その心すでに幻なれば、その煩惱も亦た幻なり。

煩惱本より幻なれば、その惡業もまた幻なり、その業すでに幻なれば、三途の苦果もまた幻なり。

三界の生死幻なれば、四生の因果も亦た幻なり、一大法界の中、幻にあらざるものある事なし。


生也幻幻、死也幻幻、六凡四聖、幻幻幻幻。

來也呵呵、去也呵呵、三心一如、呵呵呵呵。

迷也咄咄、悟也咄咄、染淨明暗、咄咄咄咄。

凡例

一、本書は、前帝國大學哲學科講師、故原坦山覺仙鶴巢翁の事歴を叙すと共に、師が著はす所の心性實驗錄即ち無明論、心識論、脳脊異性論、惑病同體論、老婆新說の四論一說を講述したるものにして、而して其原本は師の生前即ち明治六年の木版にして是れ亦師が門生の外、未だ世の書肆に於て多く市られざるものに係る。

一、本書は前記の原本を基礎として老師生前の親誨に鑑み、其論說の由來及實地工夫と、其口決に於ける多方面の學解とを講述したるものにて、著者は師が門生の一員として聊か其親誨に接し、爾來多少の工夫と實諳とを經たる者、さあれ其論釋に於て或は錯謬多からんは素より豫め讀者の賢察を請ふ所なり。

一、老師は前揭の四論の外、自己の著述として世に公刊したる者なし、而して其四論一說も亦皆始終一轍にして心性實驗の談に外ならず、師の一代は實に此一事の吹唱に在り、而して其自著は文言甚だ簡勁直截にして、生前の親誨、口敎に接せざる者にありては容易に其本諦に達し得ざる點多し、是れ著者の聊か菲才を費したる所以なり。

一、本書の眞髓、即ち具體的心性實驗義の全豹は、其心識論に在る、無明論は其目標として特に其對象を指示せるに過ぎず、脳脊異性以下の諸論、亦皆之れが證明的立言なり、故に讀者の實究を期する者は、先づ本書全編を讀過したる後、更に脳脊異性及惑病同體の二論を精究し而して後、再び第三章の心識論に參究す可し、玆に始めて本書の全豹を了得し其眞髓に到達す可し、老婆新説以下は开が實詣の工夫を慈誨せる者及著者の蛇足を畫ける者、之れに依つて自身に之を試むるは宜しく各人の自得に在り、他の詩偈の如きは僅かに老師の妙境界の影象を窺視するに資せんのみ。

一、老師歿して玆に十有五年、而して師が一生の心血は歳と共に古り、世の皮相淺學の空論は依然として妄誕に馳せつゝあり、明治四十一年は實に師の慈明忌に該當すと雖も、湯茶菓珍菜の供儀は、以て靈の嘉納に價ひせずと思へば、門生たる著者の感慨は、眞に今昔の情に堪へず、敢て讀者の高諒を冀ふ所なり。

一、師の遺訓を論講して、之を公刊するは本書を以て嚆矢と爲す、後世益々之れが完全の釋義を見んことは著者の企望なり、卷の首尾に於ける顯紳長友の文詞は本書公刊の眞志を證明せらるゝ者、肯て著者が名利を釣る手段にあらず、さあれ一切の其れは全く著者の責任なり。

禪學心性實驗録

目次

禪學心性實驗錄目次畢

禪學心性實驗錄

故　原坦山　著
門生　荒木礒天　講述

第一章　緒論

一、坦山翁の人格

一言にして翁の資性を蔽ふ、豪邁不羈卓犖是れなり、翁が言行は頗る落落たるが如く又甚だ翼翼たるものに似たり、其の人と議し他と論ずるや機鋒險峻、侃々諤々毫も假借せず、其の親を思ひ徒を誨ふるや丁寧懇欵、歔歔として流涕するに至る、時に或は醉倒諧謔頗る狂の如く又端嚴靜肅寔に神の如し、其擧止固より端倪す可からず、吾人門生今敢て之を議するは禮に於て缺くる所あり、但だ他の爲めに聊か翁の人と爲りを紹介するの已むを得ざるものあり且く逸事を敍す。

翁の名は良作、藩士より出でて昌平校に學び夙に經史を究めて既に群を拔き、更に時の名家多岐安叔、港長菴、佐藤舜海等に就きて醫術を兼ね修む、良作の名江戸に高し、時に城北の禪窟駒込の吉祥寺は天下の教林たり、而して其の越後寮の學頭に京璨和尚と云ふあり、固より佛法の蘊奥を究め、兼ねて漢學に精通す、儒者良作頻りに佛法を罵倒すと聞き、引見して道論を試む、辯難數次の後ち約するに負者は勝者の弟子たらんことを以てす、既にして極力論抗良作遂に敗る、斷じて曰く『男子一《タヒ》誓《フ》以《テ》死《ヲ》踏《マン》之《ヲ》』と剃染して僧と爲り名を坦山と改む、坦山得度の後ち四方に漫遊して天下の高僧知識に見え、大阪に往て風外老人に參す、奕堂、藏雲等の善知識皆な同參なりき、精究多年終に心性を徹見し益〻道力を調養す、後ち叡山に登りて律部を學ぶ、到る處時流の爲めに容れられず、嶺を降りて東山に入り蝸廬を結びて之に居る、蝸廬は自ら造り、自ら名けたるもの、方六尺の車上纔かに雨露を凌ぐの蓋を設け、車内を四區に分ちて廣さ各三尺、其一區は居室、一區は書房、一區は庖厨、一區は雜具を藏し、前面に日月の窓を穿つ、眞に別天地の觀あり、實《ゲ》に壺中の乾坤と謂ふべし、之を東山日暖かき邊りに曳き適處に停まりて書を讀み經を寫す、糧盡くれば市に出でゝ托鉢し一日の米を得れば退きて廬中に隱る、如斯もの數年而して造詣日に益々深し、既にして洛北の心性寺に住す、該寺は二條家の祈願所なり、仍て二條公と相親昵す、公は時の關白なりき、一日時事を論じて公を罵倒す公甚だ憤怒、當時の法、關白を罵る者は大辟に當る翁平然として相關せざるもの丶如し、二條家の太輔、翁の人と爲りを知り甚だ之を惜み、翁を以て癲狂者と爲し清水《キヨミヅ》の癲狂院に送り關東の法類を召喚して之を附す、翁護送せられて大津《オホツ》に到り此處に始めて自由の身と爲る、忽ち筆硯を呵し『雲を詠す』と題する詩歌各一首を書し、之を二條關白に贈る、曰く

蓋二覆シテ乾坤一ヲ笑フ二女媧一ヲ、或ハ昇リ二山嶽一ニ或ハ泥二沙ニ、隨ヒレ風ニ隨テレ處ニ無二常態一、時ニ起シテ二甘霖一ヲ利ス二國家一ヲ

あまつそら心にまかす浮雲の
　　風のいづこに吹きさそふ良舞

關白果して首肯せしや否や、爾後翁は自ら狂翁と號し、狂を以て自ら任し身を終るまで之を改めず、以て其境界を知る可く其人格を窺ふ可し、或人翁の雷名を聞き之を利用して財を得んとし祠堂建築の勸進序文を需む、彼れ私かに期す、翁の文以て衆目を惹き、翁の說以て群心の仰讃を買ふに足らんと、乃ち之を翁に强ふ、翁即座に

筆を執て『某寺本堂建立ノ資金貰ヒ度旨申出候條守錢奴者淨財寄進可シ然ル往生極樂不ル可ラ有ル疑ヒ者也　坦山』と書して與へたり、斯の如き磊落不羈奇行奇言擧げて算ふ可からず、翁明治維新の變に會し、貧困身を支ふるに由なく江戸淺草の街頭に立ち賣卜を以て纔かに口を糊す、或者其命數の如何を問ふ、翁恭しく筮して曰く云云と、其人重ねて問ふ、果して然りや否や、翁大喝一番して曰く、此馬鹿野郎、當るも八卦なり、當らぬも八卦なり、筮者の關知する所にあらずと、其跌宕なる大率是の如し。

既にして時運は此の奇人に待つの機に達しぬ、世は戰亂の後を受けて維新の大業未だ完たからず、廢佛毀釋の俗論は碌々たる幾萬の愚僧を狼狽せしめ、教界混沌其の歸着する處を知らざるの秋に方り、翁は本願寺學寮の講師に聘せられ、又帝國大學に哲學科を置かるゝに際し入つて同科の講師と爲り、尋て學士院の一員に列せられ、自家特得の學理、心性實驗の新説を講演す、翁常に曰く、古昔宗教の書を編する皆多くは小説的なり、基督教の福音書に於けるも佛教の佛傳に於けるも同一轍なり、佛書萬卷を積み之を繙くも、取る可きの眞理は寔に萬斛の砂中に眞金を撈するが如しと、凡流の翁を喜ばざる亦た已むを得ざるなり、當時知名の士にして翁に隨つて道を問ひし者少からず、中に就て、前島密、中島信行、鳥尾小彌太等を始め其の他大内青巒等の道俗數十人の多きに及べり又師が帝國大學に講師たる當時、大學々生として師の講説を聽き爾來佛典研究の端緒を得たる者甚だ多し、中に就て現今世に名聲嘖々たる者は井上哲次郎、澤柳政太郎、有賀長雄、三宅雄次郎、井上圓了、嘉納治五郎、棚橋一郎、岡田良平、内田周平等の碩學博士少なからず、加藤弘之、三宅秀等の諸先生亦た師の爲人を熟知し交情淺からざりしは皆人々の知る所なり、人格既に斯の如し、故に翁が一代の事歴は皆な超凡越格の玄機にして寸鐵人を殺すの怪氣焰あり、片言人を活する快機用あり、到底凡俗の得て端倪す可きにあらず、而して其學に於けるや深奧透徹、内外精究、眞理にあらざれば濫りに之を談せざるなり、此翁にして此實驗を説く、吾人は必ず其虛義に非らざるを信ず、偈あり翁の人と爲りを窺ふに足る、以て讀者の一粲に供す

曾《テ》聞《ク》聽叡《ニ》多《シト》貧賤自笑《ラフ》魯癡且《ツ》乏《シ》錢《ニ》、頼《ヒニ》有《リ》自家三昧《ノ》在《ル》、清風月下打《ス》閑眠《チ》

二、心性實驗の由來

教と學とは固より別旨に非ざれども、機用に至りては其趣きを異にす、學は則ち法を究明し教は則ち法に從順す、されば佛教は則ち開示悟入の教導にして佛學は則ち轉迷開悟の工夫なり、故に學の方面は實究眞證なるを要し、教の方面は應病與藥なるを要す、換言せば學道は本にして教導は末なり、思へ悉達の胸裡に蟠りたる一大疑團は菩提樹下の研學思惟に由りて豁然として大悟せり、其證悟の妙理は實に振古未曾有の大法なり、故に若し卒爾に之を說かば却て凡愚の誹謗を惹起せん、是に於て乎專ら根本義の說明法を攻究し、四聖諦、十二因緣、六度、七覺支、八正道等、漸を追ひ機を察して群品の爲めに應病與藥の教誨を施したり、而して佛入滅の後ち弟子等相謀りて佛成道以來四十九年、五十餘會の教誨を結集したるものは即ち釋氏一代の藏經なり、此藏經の上に就きて時を經、年を閱みするに從ひ、或は異諍を生じて數派に分岐し、時運の推移に依り、或は研究の度を進めて頓漸半滿を劃し、論師大士の輩出ずる每に各々異彩を發揮し、論藏益〻繁くして教義稍々空理に傾き、後世の徒に到りて遂に謊誕無稽に流れ、聖を去ること彌〻遠くして漸く無實虛妄の謗を得るに至る、是れ教學經過の梗概にあらずや、されば菩提樹下の蹤跡は專ら學佛者の工夫す可き所にして其後の立教に係る應病與藥の法門は專ら導師の考察す可き所なりとす。

然るに中古以來佛徒の敎學に於ける如上の區堺を泯し、敎と學とは自ら其趣きを異にすることを覺らず、往往一粟を滄溟に索め、亡羊を岐途に逐ふが如きものあり、爰に泰西實驗の學日に進み月に熾んなるに逮び、吾佛法を以て謊誕無實の妄法と爲し、彼の希臘亞利斯の理談と同視するに至る所以のもの抑も故無きに非ず、亞利斯は西曆紀元前殆んど三百年の古哲にして彼れの理談は土水火氣の四元を根基として人身窮理の大本を說き、加ふるに奇異の神話を附會して未だ實驗の物理を語らず、而して大乘佛敎の始唱者たる中天の馬鳴及其亞流たる南天の龍樹も亦彼の亞利斯の如く地水火風の四大と說き、或點に於て殆んど相似するものあるを以て、馬鳴龍樹の學流より發達せる經論の諸說は皆な其範圍を出でざるものと爲し今日に於ける彼れが理學實驗の長を以て吾が本據を失するの蝨を攻む亦殆んど危い哉。

惟ふに大小乘佛敎の諸經論等皆な其心識を說くこと極めて審細詳密に、且つ極めて深蘊精覈にして理義殆んと一點の罣碍なく、至說至論不可思議不可商量の域に達し、復た敢て計較す可きの餘地を存せず、佛徒之を學んで横談縦說復た間然する處なきが如しと雖も、其多くは唯た是れ空談空理にして、見臺紙上の戯論に過ぎず是を以て一たび其本據を吾人身心の上に要めば、恰も之れ尼娘に就て畢丸を論すると等しく、遂に之を明確に摘示するに由なからんか、今や精究實驗の諸學駸々として進み、天秘漸く闢けて世界は宛がら瑠璃透明の活機關たらんとす、此時此際依然として中古以來の空想を墨守し、論駁追窮せらるゝに逮んで、我れは不可得の中に只麼に得たりと放言するを得んや。

坦山老師西學東漸の世に生れ、天稟の英資を以て螢錐夙に經史の奥義を究め、早く其の至法に非ざるを悟り、剃染緇門に投じて諸經論を渉獵し、又南頓の禪を學びて其玄旨に到達し、爾來孤杖の月に諸山を歴遊して天下の知識に飽參し、造詣益々深くして道力彌々重きを加ふるの時偶々泰西の學に通じたる小森宗二なる人の爲めに忽ち論破せらる、翁尚未だ到らざるものあるか、豈夫れ然らんや、彼れが實驗窮理の長を以て吾が本據を失するの短を攻む、釋迦達磨の出現を請ふも、設令ひ龍樹世親をして再起せしむるも、其本據を確示し其實驗を證明するにあらざるよりは彼れが否の言下に破れざるを得ざるものあらんか、翁慨然として竊に憶らく是れ獨り坦山の敗辱に非ず、恐らくは佛家休戚の係る處なりと、乃ち自ら萬死を顧みず、又他の誹謗をも惧れず、從來の學說に批判を試み、經論を再審し、工夫を精覈すること多年、玆に實驗眞證の秘奥に到達し、漸く前代未發の驪珠を搜得して吾人身心の上に明かに迷悟の分際を確示するに至れり。

非《ス》無《キニ》聰達《ノ》人、流弊誤《ル》群類《チ》。蚊力欲《ス》擔《ハント》山《チ》。自《ラ》欺《シ》且《ツ》自《ラ》愧《ツ》。

三、實驗後の學談

瞿曇一代の說法は菩提樹下の消息を應機接物に宣傳したるものにして、此樹下靜處の直指三昧之を禪と謂ふ、而も禪は唯だ口耳の學に非ず、吾人身心の上に之を驗す可し、其法は臆斷空理に非ず、天地事物の上に之を視る可し、謂ゆる宗旨は即ち後世の私立なり、故に佛法を以て宗旨を說く可し、宗旨を以て佛法を說く可からず、宗旨必ずしも佛法に非ずとは坦山老師の常套語なりき、而して自ら其經論を講ずるや章句に拘泥せず、訓詁に繋縛せられず、直ちに其眞髓を捉へ來りて、其要義を開示するに顯密克く其の正鵠を得、自己の實驗に照らして論釋些の罣碍なし、謂ゆる魚を得て筌を忘れ月を觀て指を執せざるものなり、其耳底に山色を見、其眼目に松風を聽くの機用は禪家の常談なりと雖も其實に至りては、水を穿ちて月を網し、索を執つて風を繋ぐが如きもの天下比々皆然らざるはなし、獨り老師に至ては大いに之に異り、縱令ひ佛祖の親訓なりと云ふとも其實驗に適合せず眞際に證契せざるものは、之を批判するを憚らず、されば玉石を同架し、金砂を混視するが如きは佛祖に忠なる所以の道に非ずとは老師の學談なりき。

師が著はす所の書、無明論、心識論、腦脊異性論、惑病同體論、老婆新説等悉く是れ實驗眞證の談に非ざるは無し、而して心性實驗錄は如上の諸論を搆成する所の本據にして其他の經論を批判するの範鑄なり、人或は曰く師の佛學に於ける彼れが曾て修むる所の醫學より持ち來りて他の敎學を批判す、蓋し先入爲主の僻説なり佛法豈に焉に關せんやと、然り、謂ゆる先入爲主是れ常人の多く免れ難き處、さわれ吾人の身心是れ一に非ず又異に非ずとせば、身體窮理の術豈必ずしも心性覺悟の學と闡せずと云ふを得んや、矧んや醫明は即ち謂ゆる五明の隨一にして梵土醫聖の管掌する所、實に死生の大事一に此に係るに於てをや、由來佛徒の死生を談ずる唯だ漫に心性を云云して身體の事實を疎外するの弊習あるは則ち佛徒却て自ら先入爲主の過に坐し謊誕無稽の謗を得る因由の第一なり、佛徒たる者豈夫れ深く猛省せざるべけんや。

師の學談、一たび世に紹介せられて凡愚の之を喜ばざるは則ち素より其所なり、其無明論は弘化丁未の撰にして師が二十九歲の時なり、其心識論は安政庚申、師が四十二歲の撰、其老婆新說は文久癸亥の述に係り、師が四十五歲の時にあり、而して其再校心識論、腦脊異性論及感病同體論の諸論は何れも明治二己巳師が五十一歲の著にして初撰以來二十餘年の實驗に徵し、彌々其の獨斷的臆說にあらざることを確認し、爾來又二十餘年の研磨を積み、茲に始めて後世を照らすの一軌範と爲れり師自ら言ふ、我れを知り我れを罪するものは其れ唯だ此に在るかと。

果然、明治四年當代の碩學、東京兩國回向院主福田行誡なる人あり、老師の學談を聞き則ち曰く、師の說云云精細なり、以て世に對し之を實に滿つ可く、信ず可きものとするもの、果して必ず然る可きや否や、予に於て甚だ其疑を懐くと、是に於て忽ち筆硯を呵し、以て批判を試む、行誠は近世實に得易からざる高僧にして學德兼備知行合一、世の碌碌たる庸人に非ず、道聲遠近に聞え、敎化宇內に普し、亦是れ古今獨步の一偉匠なり、其語るや皆な典を該ぬる君子の所談也、其說くや綿密懇欵片言だも苟もせず、其論ずるや博引傍證糸毫の差を許さず、聽く者をして自ら畏敬せしむる感あり、其破するや誨ふるが如く諭すが如く又諷するに似て謙讓の雅量、對手をして自ら敬服せしむるを常とす、此人にして磊落不羈豪邁卓　超凡越格の坦山を批す恰も是れ龍虎相搫つの盛觀なり、旣にして兩翁互に相警むる處あり、能所互に相得る處ありしと云ふ、以て世の平凡の談議に非らざりしを知る可し、

老師尙ほ頗る愼重の態度あり、五十年來實驗の學談獨り自ら是とせず、之を內外の識者に質さんとして廣く世に諮詢したるも未だ是非の答案を得ざりしは老師の深く遺憾と爲しし所なりき、其說果して是か、其論果して非か、讀者讀ふ之を次章以下の敍述に看よ、紅と爲し又白と爲すは固より看者に任す、師を知り師を罪するも亦唯だ此に在り、若し夫れ之れが論釋の是非の如きは深く問ふに足らざる可し、老

師又偈あり以て悟後の境界を窺ふに足る咀嚼玩味は讀者にあり、

人生虛幻質。豈有金石堅。難保圓月滿。安永春花鮮。
艱辛貪名利。藥餌索神仙。紛紛稱弘法。渾渾謂愜玄。
爭似恣飽飯。齁齁又便便。閑吟步秋野。冷笑坐春筵。
固懶把黃葉。何堪挾箭弦。不羨眞淨界。一任妄塵纏。

第二章　無明論

一、無明の體及起因

無明とは何ぞや、蓋し是れ本論の先決問題にして、又迷悟の分際を究明するの根本問題なり、今や其實體を詳かにせんと欲す、名義の紛紛に拘らず直ちに本題に論及すべし、佛教の諸經論皆な無明を以つて生死流轉の源由と爲し、南頓北漸皆之れを以つて迷悟の係る所と爲し、之れを斷盡して眞淨界に入るものと爲す、然れば無明は佛教全般の所對也、無明なければ佛教無し佛法無しと云はんか、無明畢竟夫れ何物ぞ、此根本問題を解決せんとして佛教は生れたり、佛法は開示せられたり、實《ゲ》に無明は佛家の一大事因緣なり、然るに此無明の本源を知るは唯佛の境として馬鳴、龍樹未だ之を說かず、他の古聖先哲も亦た人人の自悟自證に得せしめんとするの意を漏らし、無明の實性即佛性、煩惱即菩提とのみ謂ひたるが如き、稍〻其說を得たりと雖ども未だ以て其眞相を道破するに足らざるなり、異道の學、日に熾んに、佛法の正義、將に絕えんとするの秋に方り、盲修闇證の禪、耳口名義の教、啻だ葉を摘み枝を尋ねて未だ其本幹に達せず、獨り原坦山あり、猛然として直ちに其根據を打し、精究實驗自ら毫末の凝滯なきに到りて公然之を世に流布する者は本論を以て嚆矢と爲す、論に曰く

(一)經論之所詮、以無明爲惑障之本。而所謂無明惟說暗昏癡疑之迷相。而未見謂其實體者也。

經曰、識想住於緣起四住、惑及一切煩惱。而四住地前更無法起。故名無始無明住地。金剛智知此始起一想有終。而不知其始前。唯佛知始知終。

論曰、無始無明熏所起識。非凡夫二乘之所能解。乃至菩薩究竟地不能盡知。唯佛究了。是悉以無明爲惑障之源。而不言其實何物。反推諸妙覺之後。豈不亦慊乎。然令其自悟自得之意亦可以見矣。古人曰、無明實性即佛性。可謂稍得其說。

文意明了、論釋の要なきが如し、但だ謂ゆる無明は動識の根體即ち經論に謂ゆる緣慮心にして、是れ即ち其怪物《クセモノ》なることを知れば足れり、此心固より自體あるに非ず、覺省すれば終に滅盡す、今、要所は其起因の何れに在るかの問題なり、箇の起因、箇の源始、是れ唯佛の究了する所、古今の經論師空く名義を談じて未だ實指する所無し、

而して獨り之れ有るは即ち原坦山師其人のみ、而して之を審細に説示する者は即ち師の心識論なり、今此無明論は嘗だ謂ゆる無明なる者が人心諸惑の根本たることを究明し、心識論の前提として將た準備として、特に一論の成立を見たるものと知れば足れり、無明の眞相其れ果して如何、且く之を次條に看よ。

二、無明の相及住地

無明の起因は古聖未だ之を説かず、只、其實性は即ち佛性にして無明其れ自身の自體無きを言ふ、動識の源始は先哲未だ之を言はず、只其煩惱は即ち菩提にして動識其れ自身の別體無きを説く、無明の眞相夫れ畢竟何物ぞ、煩惱の狀態元來何物ぞ、論に曰く

（二）且《ク》試《ニ》論《セン》之《ヲ》。蓋《シ》夫《レ》無明之實者《ハ》、動識之根體也已《ナルノミ》矣。其《ノ》始《メ》成《スルヤ》身心《ヲ》也、隨《テ》業緣《ニ》以《テ》凝和《ス》。蘊之體、根之用。凡聖不二。

譬《ヘ》如《シ》湖《ト》與《ノ》江河《ト》也。在《テハニ》湖名《ケ》湖水《ト》、在《テハ》江河《ニ》名《ク》江水河水《ト》。名相雖殊《ナリト》水性不二。其《ノ》爲《ルヤ》湖《ト》也有《リ》汪洋含潤之德。而《ソ》及《ヲヤ》其《ノ》爲《ルニ》江河《ト》也流蕩波瀾。順《スレハ》之則《ニ》渡《チ》舟《シ》楫利《チ》稼《ス》穀。暴《チ》之《レハ》則《チ》流《チ》漂田《シ》宅滌《チ》蕩《ス》

山澤《ヲ》人見《テ》其《ノ》漂蕩之勢《ヲ》以《テ》爲《ス》水害不可《スト》測《ラル》矣。然《モ》人之於《ケルヤ》水《ニ》也不可《スラ》以《テ》一日《モ》闕《ヲ》之。

今夫《レ》心《モ》亦《タ》然《リ》矣。雖《ドモ》有《リト》常寂元明之性徳。而《モ》意識之相現《スレバ》則《チ》作《シ》善《ヲ》作《ス》惡《ヲ》。其相雖《ドモ》異《ナリト》其體非《ス》變《ニ》。

且《ツ》其《ノ》質流注《シテ》積結《スルモノナルガ》故。滯結《スレハ》身處《ニ》則《チ》發《ス》疾病《ヲ》矣。積聚《スレハ》心地《ニ》則《チ》現《ハス》惑障《ヲ》矣。是《レ》所以《ナリ》其《ノ》爲《ル》迷悟《ト》也。

猶《ホ》如《シ》飲食之性能《ク》養《フモ》人《ヲ》聚滯《スレハ》則《チ》生《スルガ》害《ヲ》矣。

且《ツ》其《ノ》靜《ヤ》也隱乎《トシテ》難《ク》測《リ》。常《ニ》潛伏《ス》于頭目胸臆之際《ニ》。其《ノ》動《スルヤ》也難《ク》制《シ》遂《ニ》發《ス》妄迷諸惑之相《ヲ》。

以《テ》何《ヲ》知《ル》之《ヲ》。或《ハ》遇《ヒ》危難諸苦《ニ》。或《ハ》發《シ》見愛疑慢《ヲ》。又如《キ》瞋恚喜豫、驚駭悲哀之切《ナル》。自《カラ》察《スレハ》其《ノ》心地、煩《ヲ》
悶惱屈《シテモ》而不能《ハ》自在《ナル》。是《レ》即《チ》無明之住地也。

苟《モ》未《タ》拔《カ》其《ノ》根《ヲ》則《チ》菩提涅槃、及一切勝妙之法《モ》。皆是《レ》鬼窟裡之活計耳《ノミ》。


理義明白、無明の體相を説き得て餘蘊なし、讀者諸士、老師の説く所、古今の理談と甚だ異なる處あるに留意せしや、若し夫れ空く看過したらんには、啻に本論の眞髓に到らざるのみならず、依然たる鬼窟裡の活計たらん、今其れ前段無明の體相用を説くは古今相似たり、且其の質流注積結云云以下の論に至りては明かに論師獨得の實驗を談ずるもの、請ふ少しく予をして蛇足を畫かしめよ、其質液は流注して積結する物なるが故に、身處に滯結すれば則ち疾病を發し、心地に積聚すれば則ち惑障

を現すと云ひ、又其の靜や隱乎として測り難く常に頭目胸臆の際に潜伏し、其の動や制し難く遂に妄迷諸惑の相を發すと云ふの一段、是れ本論の主眼にして前代未聞の卓論、新説にあらざらんや、何となれば古今の經論師、東西の諸禪客、其無明を云云するや盲修闇證、只其の體を説きて未だ其住地を言はず、耳口三寸只其の相を論じて未だ其性質を語らず、故に吾人身心の上に迷悟の事實あることを知るも、之れが本源を察するに由なく、其狀態を想像するも、之れが然る所以を推すに由なし、本論之を確實に捉へ來つて其住地を指示し、其性質を摘發す、況んや其實體を物質即ち一種の流液に索め之れが動靜聚散の狀態を明晰に説破す、盲修闇證の禪客、耳食名義の敎徒、其の餘りに從來の施設と異るに喫驚して、忽ち外道呼ばゝりするも亦强ちに無理ならず、遮莫此に至りて是非の空論は無要なり、人人自身の上に之れを實査精究して、其曲直眞僞を判斷すべきのみ、其説果して是か、其論果して非か、之を細説し詳論する者は即ち師の心識論以下の諸説なり、今は啻だ其伏線として纔かに影像を認めたるに過ぎず、影像既に甚だ異樣なり、其本體果して奈何、誤つて奴を認めて郞と爲し、鐘を認めて甕と爲すこと莫くんば幸なり。

三、斷惑の工夫

細に無明と名け、麁に煩惱と名く、而して自體無く而も生滅有るものは則ち迷惑なり、無明その生や精動穩流即ち微細の動念と爲り、漸く長じて煩惱苦想即ち順逆の境に對して憎、愛、愁、惱、怖、畏、瞋、婬等の麁識を成す、凡夫之れに據つて妄迷流轉し、佛祖之れに據つて發心悟道す、無明その滅や至妙清淨、定慧圓滿、明かに佛性を見る、此に至つて煩惱菩提、猶ほ昨夢の如し、其生や已むこと無し、其滅や之を斷ずるに在り、今則ち之を斷ぜんと欲す、論に曰く

(三)若其欲脫之。須工夫參究。工夫之際不拘行住坐臥進止動靜。徑向一念起滅之地。攝引張弛。放之視其所適。捉之察其所窮。及斷其源。覺性常往。應用無邊。即是無明之脫也。謂之正覺。又稱大悟。

抑是依敎立言。若非祖宗之所要。雖然古人曰。光不透脫有兩般病。是豈非無明不脫耶。

況乎當今邪僞之道熾而難遇正師。

我唯欲行車。莫怪推挽之異。又有一條葛藤曰。不關言句伎倆。如何辨正邪。若能於是了

達《セズ》非《サル》聲色之所擬《スル》也焉耳《ノミ》。

眞參實究、素より然る可し、我れ唯だ車を行《ヤ》らんと欲す、推挽の異なるを怪むこと莫れと、今如何が推挽を異にする、讀者幸に留意せよ、秪《タヾ》だ一念起滅の地に向つて攝引張弛し、之を放ちて其の適く所を視、之を捉へて其の窮まる所を察すと、是れ師が獨特の新工夫、實驗の活作用なり、而して其一心起滅の地とは何處ぞ、前條既に無明の住地を指示す、往て審細に看取す可し、黑蚖の潜伏地、既に之を搜得したり、獅子直ちに邁往奮進、之を活捉するの手段ある可し、あはれ世の濟濟たる論師、盡天盡地に第二人無きの禪客、古今東西甚だ夥からざるに非ず、横談縱説頗る妙ならざるに非ず拂拳捧喝志氣揚らざるに非ず、瞬目揚眉作略快ならざるに非ず、然れども思へ、彼等が見臺紙上、彼等が長連牀上、水を穿ちて月を網し、索を執つて風を繋ぐの戲論は無きや、株を守りて兎を待ち、亡羊を岐途に逐ふの迂は無きや、樹に緣つて魚を索め、原上に鶺鴒を尋ぬるの陋はなきや、玆に顧みて始めて坦山の示誨に接す可し、無明の實性即佛性、是れ甚だ聞えたり、其佛性とは抑も何ぞや煩惱即菩提、生死即涅槃、稍〻其の説を得たり、菩提涅槃先づ其物を捉へ來れ、爰に至つて本論に看よ、直ちに無明其物を捉へて攝引張弛、之を放ちて其適く所を視、之を察して其窮まる所を知る、何ぞ夫れ寔に明確にして而も甚だ切實なるや、其根を拔き其源を斷つ、精究眞參、素より其人にありと雖も、正師に遇はずんば其根源を了し難し、幸に今之を本論に得たり但だ車軸の甚だ嶄新にして其の推挽の大に異なるは固より其所なり、深く怪むに足らず、数に依て言を立つるは祖宗の旨とする所に非ず、要は直ちに其眞髓を得るに在り、虎穴に入らずんば虎兒を獲ず、藥瞑眩せざれば其病瘥えず、畫餅は饑に充たず、冷暖は自知に在り、之を實際に試む可し、若し夫れ一條の葛藤の如きは言詮の及ばざる處、聲色の擬する所に非ず、師の一著に看て且く正邪を辨ぜよ。

摸索心源幾萬端、工夫做盡只知難。頃來偶得截流術、含元殿裡問長安。

第三章　心識論

一、心識論の立脚地

唯だ車を行らんと欲す、推挽の異同は敢て問ふ所にあらず、由來心識の學たる寔に佛教生命の係る所、釋氏一代の經卷、汗牛充棟の論疏、詮し來れば唯だ心識の二字を出でず、今夫れ空前の實驗心識論果して何の地に立脚す、瞿曇の心識を說く、普く一切の有情に通ず、非情も亦た此中に漏れず、古今東西の經論師之を講演し之を疏釋すること至れり盡せり、而も其の餘りに茫洋として吾人人類に於て甚だ切實を缺くの憾み無きこと能はざるを奈何せん、玆に大日本帝國曹洞沙門釋氏坦山あり、特に本論を撰して人間に流布する者は則ち偏に人機を對象として專ら人間の心識を說明したる者、他の謂ゆる蠢動含靈の如きは本論直接の對機に非ず、心識の本體は固より差別個個の法に非らざるが故に、其性德は一切に遍照し、不變の規律は一切に通融す、本論元より萬類に通ぜざるに非ず、但だ他の群類は直接の對機にあらざるのみ。

本論元來、臆斷の敎にあらず、典故を該ぬること廣博、實驗を重ぬること綿密、强ち敎に依つて言を立て、文に依つて義を解するは祖宗の必ずしも要とする所にあらず抑も佛說の心識論に於ける固より人類に局らず、從つて其の所說も亦た決して一準ならざることを知る可し、經論千百而して心識の名義異同甚だ夥し、經論師各其の所解に隨つて疏釋を加ふ、蓋し是れ古今多く異諍を生ずる所以なり、若し夫れ火を以て冷と爲し、氷を以て熱と爲し、頭を以て履み、脚を以て語ると爲さば、假令ひ佛說と云ふと雖も誰れか能く之を信ぜん、然らば則ち其說の多端必ずしも據るに足らず、故に實驗に係らざる者は之を取らざるは則ち本論の特色なり。

空く名義を談じて而も未だ實詣なく癡坐暗證して而も未だ正定を識らず、滄溟に一粟を探り、亡羊を岐途に逐ひ、以て得たりと爲す、無始刧來生死の本、癡人は呼んで本來人と爲すもの、蓋し是れ古今の通弊なり、本論之を救はんと欲す、行車の推挽を異にする豈に怪むに足らんや、況んや萬類に通ずる一心を拈じて專ら人機の上に說著するに於てをや、佛書萬卷、取る可きの眞理は恰も萬斛の砂中に眞金を撈するが如しとは論主坦山の常談なり、法は一切に遍すと雖も、敎は人に依つて立つ、苟も教を論ぜば須く先づ人に就て究む可し、佛に見え神に接したりとの幻覺も人に依つて聞き得たるに非ずや蠢動含靈亦た分に隨つて各心識の作用ある可し、未だ人を究めず、人焉ぞ他を云云するの要あらんや、茫洋一切を談ず、是れ人間の能事にあらざる可し、本論專ら人に就ての實驗を說く、推して以て他を究む可し。

心識の所在及流布の源支等は古來未だ曾て佛教經論の說かざる所、而して本論之れが說を爲し、加ふるに泰西の究理論を取捨して修證の要道に資するものは、啻に佛說の缺典を補ふのみに非ず、復た以て彼れが理學の錯謬を糺さんと欲するの微意に出づ、元より實驗獨得の學談、衆に違ふと雖も獨立の辨なきを得ず、讀者豫め之を諒とし或は批判を試むるも亦た可、但だ實際に經驗せずして耳食一片の空談に了るは非、且く本論の學的方面に就て其立脚地を一瞥せんか。

方今に於ける哲學海の潮流を察するに、千態萬狀、未だ全く歸着する所を知らざるが如し、而して大勢は唯物唯心及物心並行の三論を出でず、さあれ風濤波瀾の結果は、其說明的方面に於て幾多の進步を認め、殆んど完璧の域に達せんとしつゝあるが如し、而して折衷的並行論は世の歡迎を受け、斯界名譽の實冠は彼れが頭上を飾とらんしつゝあり、されど此種の論者は其實、一方の何れかに自家の活計を求め他の端に補ふて以て自立の根據と爲したるの痕跡、歷歷蔽ふ可からず、之を純正論者に比すれば、聊か卑怯の感なきに非ず、然れども事實は之を否定するに途なく、眞理は之を强ふるに由なし、理事を表裏に相究めて以て眞に近づくの穩健なるに若かず、論主坦山亦た玆に見る處ありてか、佛敎從來、諸論師說く所の純正唯心論の缺典あるに慊焉として、其一端を泰西の理學に補ひ、之を自修の實驗に照らして一家を樹立し、却て泰西理學の錯謬を糺だす所ある者は則ち本論獨得の長處なり。

佛敎從來經論師說く所の唯心一元論の缺點は物象界の事實を强ちに否定して省みざるにあり、さればとて他の謂ゆる心神の活動は物質の活動其れ自身が元來心神にて元來心神の實體なし、精神は物質固有の働きにして物質の外に精神なしとの唯物一元論も亦た事實に於て全く首肯する能はず、又他の謂ゆる心と物とは全く別體にして只だ相互の關係ありとの心物二元論は素より取る處に非ず、之を他の諸說に顧みるに論主坦山は、スピノザー氏の謂ゆる精神は宇宙に遍在充滿し、心的作用のある處には必ず物的作用の伴ふものにして而も物的作用の下には必ず精神作用の伴ふもの即ち現象と本體とは二にして不二なりとの説に酷似し其根據に於て稍ゝ一致せるが如し、是れ即ち現象と本體との並行一元論なりとす。然るに本論が心識の所在を説き、其源支の依る所を示したる點に於て、或は之を心物二元論の如く思惟し、又デカルトの謂ゆる精神は物質の或部分に現はるとの精神實體説と等しきが如く、論ずる者あれども并は未だ論主坦山の本旨を得たる者に非ず、其心識の所在を示したるものは、物質と心識とを別體に見て、而も心識は物質の或部分に住すと謂ふの義には非ず、心の覺知作用は物質組織の或る部分に於て其作用特に顯著なりと云ふに在り、而して其最も顯著なる部分を且く心の所在と説き、心源と名け、他の部分を支流と説けり、之を人身の上に於て具さに云はゞ渾身何の部分か心の所在ならざる、物的作用の下には必ず心的作用あり、心的作用の下には必ず物的作用あり、然らば則ち心の方面より之を説かば萬法唯心と爲り、物の方面より之を論せば諸心唯物と爲る、故に物其物が即ち心なり、心其心が即ち物なりと云ふも敢て不可なし、心を離れたる物なく、物を離れたる心なしと云ふも亦た妨げず、心と物とは一に非ず、亦た異に非ず、身心不二、不二身心但だ覺知作用顯現の多少によりて且く源支を立つるは、心識説明の法に於て然らざるを得ず、故に一元を差別して且く三心と説くも、此三心の外、復た他に別の物質あることを説かず、物質も亦た心の名に依つて之を説明す、若し物の名に依つて心を説明するも敢て妨げず、名は畢竟體の代詞なり、今は心作用を説くを主とするが故に、一切を心識に攝するに過ぎず、本論固より心常相滅の説にあらず。

三心の説、一家の樹立なりと雖も、古格必ずしも審理に便ならず單刀直入、骨子を捉へ來りて要道を辨ずるは則ち本論の特色なり、佛敎諸經論、其文廣博、其義精密、以て之れに加ふる無しと雖も、其廣博は却て空漠に失し、其精密は寧ろ汎濫に得たり、心識の名甚だ多し、蓋し染淨麁細等に依つて其稱を異にす、而して名義は互通するが故に、今は其實に依つて名義の紛紛、諸釋の區區の如きは關する所にあらず、適切簡明、以て心識の妙諦を説く者は則ち本論の特色なり。

泰西の解剖生理、神經系の中樞部を分ちて、腦氣、脊髓の二と説き、更に末梢部の諸神經を説きて之を一處に總ぶ、詮し來れば稍〻本論三心の説に相似せり。

要するに本論は、現象と本體との並行一元論にして、其の對機は專ら人類に待つ天地同根萬物一體、是れ果して眞理ならば先づ之を人類に學び、人類を推して以て之を萬機に究め、萬機を察して以て絶對に及ぶ、且く萬法を差別すと雖も、萬法終に絶對に歸す、絶對夫れ學び難からんや、論主此に立脚し而して之を吾人身心の事實に要めて迷悟の分際を明かに覺省せんことを期す、偈あり又以て論主の本懷を窺ふに足らんか。

扶ケレ倦ヲ挑テレ燈ヲ草ス二要義ヲ一。婆情一片未タ二全ク灰ナラ一浮辭非ス上肯テ釣ルニ二名利ヲ一。願クハ以テ二深心ヲ一供ス二後才ニ一。

二、心識の本體

本論は現象と本體との並行一元論なることは前條すでに之を辨せり、彌〻進んで本體とは何ぞや、現象とは何ぞやの問案に到達せり、而して其本體を辨ずるに於て此れと並行せる現象の何たるかは自ら辨明せらるゝを以て、今心識の本體を説明せんには絶對的無限界より説き起さざるべからず、之を細説するは頗る複雜に渉り却て本論の要旨に違ふを以て、此には極めて簡單に其大要を辨ず可し、先つ世界を考察するに、空間及び時間の無限なることは何人も知る所なれば敢て贅せず、世界は元來一進一退一離一合。謂ゆる星雲より始まりて星雲に終り、更に星雲より成立し一離一合一進一退を繰り返して無始無終なる者、故に世界の大化は時間の無限なるに從ふて、過去の過去際より、未來の未來際を盡して無限なるを以て、人間有限の思想にては其起源も其終極も識知すると能はず、此に至れば謂ゆる不可思議、不可商量にして如何なる哲學も説明する能はず、而して心識も亦た此無限界に遍滿彌綸せるが故に、且く心體を論ぜば矢張り説明の出來得る範圍に於てせざるべからず、今試みに、左に大要を辨ぜん。

本體とは何ぞや、曰く宇宙の絶對的一大勢力即ち是れなり、而して無限界宇宙の一大勢力が擧體活動するなり、此活動が漸く進行する間に進勢と退勢との別を生じ其表面に波動を起す者即ち物象なり、而して其裏面に相續して物象離合の規律となるもの即ち心象なり、言ひ換ふれば勢力の表面は物體にして勢力の裏面は心體なり、二者の體共に是れ勢力にして即ち一元なり一體兩面、一にあらず、異にあらず或は言はん宇宙の一大勢力が活動して一體兩面の説且く聞えたり、されど其勢力が何故に活動を始めたるかと、然り、勢力固より活動を性とする者なるに由る、其性畢竟如何と問はゞ最早説明の範圍にあらず、謂ゆる唯佛與佛乃能究盡なり、即ち無限界中無始性海に入りて人間の思想は進むこと能はず、強て進まんと擬すれば却て後方に返るの外なし、請ふ本論が之を如何に説明するかを看よ、論に曰く

(一)心識生《シ》萬法《チ》、萬法攝《ス》於心識。

是れ開卷劈頭の提起なり、即ち心識本體なり、而して大乘佛教の諸經論は是れに同じ或は諸法は唯心の所現と云ひ、或は一切因果世界微塵、心に因つて體を成すと云ひ、色身外洎山河虛空大地、咸な是れ妙明眞心中の所現と説き、三界唯心、萬法唯識等の論、枚擧に遑あらず、さあれ啻だ經論に説くが故に眞理なりとは言ふべからず、是に於て乎、聊か辯なきを得ず。

勢力波動の表面が物象にして其裏面が心象なることは前述の如し、而して其果して然るや否やの理由は未だ之を説かず、今試に之を論ぜんか、さて意識性の方面即ち精神と、無意識性の方面即ち物質とは、無限の進化に於ける進勢の速度を異にこそすれ、共に是れ無始刧來宇宙の一大勢力が出沒生滅の波動を起して世界大化の間に一離一合一進一退を反覆して、此世界は其波動の習慣性に依りて成立したる

なり、故に吾人の生存も吾人の身心も皆無始刧來繼續したる習慣性の結果に外ならず、此習慣性は即ち一種の法律規則なり、此法律規則に據つて現象界即ち總ての物質は生起したるなり而して其物質の裏面に相續して表面の物象に於ける離合進退の法律規則となる者は即ち心識なり、然れば則ち心と物とは表裏一體にして不離不即、倶に獨立して存するものにあらず、之を心的作用の方面より論せば即ち心識生萬法と爲る、之を物的作用の方面より說けば即ち萬法攝於心識と爲る、茲に萬法の語は佛敎經論の術語にして即ち一切物象の義なり、而して如上の十一文字は以て現象本體並行一元論の意義を開示して餘りあり、此並行論の眞理を說明するには、且く其半面に執着せる他の學派の邪義を排して以て顯正の手段と爲すを最も便利とす。

彼の唯物論者が物質を說明するには、化學上の分析より說き起して、所謂元素なる物を說き、以て唯物の理を證明するを見る、而して從來は六十乃至七十有餘の元素を區分したるも最近の化學は更に說を爲して分子は其原皆一にして唯だ電氣作用に由りて其性質を變化殊分するに過ぎずと云ひ、其電氣作用は復た物質より生ずる力なりと說くに似たり、分子は最小至細不可析の者なりとす、而して物質は其體分子より成り、分子は小分子より成り、小分子は微分子より成る、而して所謂微分子は延長性を有すと云ふ是れ彼等の定義なり、果して然らば、苟も大なり小なり多少の空間を占領せる延長性あれば更に之を分析することを得可し如何に幺微少物と雖も全滅に歸せざる限りは等しく延長性物體たるべし、果して然らば此物體たる最極微分の物質其物は畢竟何より成立したるかと問はざるべからず、此に至つて唯物論者は必ず言はん、物質畢竟不滅なれども其本體は不可知的なりと、若し果して不可知的ならば、唯物論は未了義の說にして一時假定の憶斷といはざるべからず、然るに此派の論者は此憶斷否寧ろ空想を根據として、世界は物質より成り生物は死物より生ず、草木の有する生育力も動物の有する感應力も、人間の有する覺知力も、皆無機物質の固有せる勢力即ち物力の變態に過ぎずと爲し、物質の外に世界なく、物質の外に精神なく、物力の外に生活なく、禽獸人類悉く是れ物質及物力の變態なり、物質以外何の神あらんや、何の佛あらんや、未來も靈魂も畢竟是れ無智蒙昧の愚民の妄想なりと論じ、復た他に向上の要道あるを知らず、自己の執せる物質其物が絶對的一大勢力の波動即ち宇宙界半面の現象たるに過ぎざるの眞理を覺らざるは、實に一方向きの擔板漢にして、模象に傚ひて眞象の全體を解せざる者なり。

如上の唯物論は其歸結に於て空想憶斷取る可きに非ずと雖も、或點までは理化學實驗の根據を有す、中に就て謂ゆる物力の說は暗に宇宙の大勢力に自然と接近しつゝあるが如し、物質には其物體に固有せる勢力ありて元素若しくは分子の一離一合するは全く物力の變化作用に由ると謂ふ、而して其物質變化の原因に伴ふ萬有の規律は何物にして何より生ずるやと問へば、是れ亦物質の固有せる勢力の變化作用に於ける習慣性に由ると答ふるに外ならず、今此に物力と謂ふは總名にして之を殊別すれば元素分子の集散する作用のみならず、運動、重力、光熱、音響、電氣の類は皆物力の發現にして其勢力の發現せるを顯勢力と名け、其未だ發現せざるを潜勢力と名け、其勢力は物質を離るゝことなし、之を物質固有の勢力と云ひ、物質不滅の理法と共に勢力恒存の規則を立て、之を理學の根據として各學科が硏究を進むるなり、而して物質の變化には一定の規律ありて毫も軌道の外に出ることなし、例へは水素酸素の二元が凝集して水なる液體と成り、更に冷却して氷なる固體と成る、之れが蒸熱すれば元の水と成り、更に蒸發して氣體と成る等、天地萬物皆な一定の規律の下に支配せられて、決して亂るゝことなし而して此規律は物質の固有にして習慣性なりと云ふに至つては、唯だ眞理の表面を摸索して未だ其裏面の奥秘を究めざるの皮想論なり、凡そ規律なるものは甲と乙との間に介在して雙方の運動を支配し、離合進退の一致を保たしむるものにして規律其れ自身が自己を支配す可き理無し、されば物質變化の原因に伴ふ規律は物質と物質との間にありて行はれ、元素と元素との間にありて存し、決して各個の元素の體中に存す可きの理なし、若し其一致一定の點を說明せんとならば各種元素の外、又は其表裏の何れかに其原因を發見せざる可からず、或は言はん其規律は吾人の感覺上の實驗より生じたるものにして經驗以前にありては吾人の知らざる所なりと、是れ亦た甚だ不通の論なり、何となれば經驗其物は此規律の行はるゝ上に成立したるものにして此規律を離れて經驗の出來可き理無し、果して然れば此規律は經驗以前の一大原理たるは疑ふの餘地なきなり。

斯く論じ來れば唯物論の最も取る可き根據を有する物力の論理も其歸結に於て到底未了義の假説たるを免れず、更に歩武を一轉し、物質以外に存する時間空間の問案を一言して唯物論者の最後を吊し、而して後本論の研究を進む可し、偖て時間空間は別に握る可き體なく、感ず可き象を有せず、されど其目前に存し、事實に行はるるは一點の疑を容る可からず、而して時間と空間は物質にも非ず、物力にも非ず、又物質や物力が之れより生じたるにも非ず、實に不可思議の一種なり、通常之を呼んで關係と云ふ、別に體もなく、象もなく、單に心物各體の間に亘りて存す、而して此時間空間の問題は理化學に於ても決して論ぜざるを以て、理化學を根據とし生命とする所の唯物論者は、之に對して殆んど盲目の姿なり、併し物と物との間に於て、竪に一物の變化變遷を見る場合に時間の名を生じ、横に諸物の並存並立を見る場合に空間の名を生ず、委しく言へば物體の存立及變遷に於て竪の關係即ち續起を時間と云ひ、横の關係即ち並存を空間と云ふ、唯物論者は云ふ、時間空間は物質の關係より生じたる結果に外ならずして別に時間空間の如き殊特の物が存するに非ずと、是れ亦頗る不合理の言なり、何となれば物質の定義は延長を性とすと云ふにあらずや、苟も延長ならば空間の幾分を占有するや論なし。若し物と物との間に空虚なければ長幅方圓等の形象は認むることを得ざるのみならず、物質の存在は消滅に歸し了らざるを得ず若し又空間の思想は物質より得たりとせば、宇宙間より物質を取去らば之れと同時に空間は消滅す可き理なるに其實吾人は如何に目前の物質を破壞し、或は移動し去るも空間の上に何等の變動を生ぜざるのみならず却て本來無一物の想像を生じ、空間其の物の思想は彌〻確實となる、吾人が實際上の經驗に照すも物質の存在に由りて空間の存在を知るには非ずして、空間の存在に由りて物質の存在を認むるなり、物質の特性たる延長其物は空間の關係に由りて成立し、空間を離れては全く物象を認むること能はざるなり、物質の存在を否定するの思想は浮ぶことある可きも、空間の恒有遍在に對する思想は到底動かすことを得ず時間も亦然り、時間其物は無限且つ遍在にして物質と全く其性質を異にし其狀態を異にするものなれば、物質の關係より得たる思想に非ず、凡そ時間は前念と後念と相續する狀態にして事物の變化には缺く可からざるのみならず、何の變化も時間に由りて現はれざるはなし若し時間を除き去らば物質の變化も世界の進遷もなかるべし、此明かなる事實を敢て否定せんとする唯物論者の如きは未だ宇宙の大法を理解せざるの罪に坐せざるを得ず。

玆に本論は宇宙の大法より説き起して萬有に於ける變化作用の根本的規律の存在を示し、現象本體の表裏兩面に渉り、之を實驗に照らして心識の妙諦に悟入せしめんとす、而して前提既に心識の體性を拈起したれば、論は一歩を進めて其大法の名分を説けり、曰く

(二)其《ノ》爲《タルヤ》名義也甚《ダ》多《シ》矣。或《ヘ》名《ケ》心意識知《ト》。又立《ツ》覺法智身之義《チ》。其《ノ》實一體而已《ノミ》矣。

心識とは謂ゆる靈界の總名にして、之を細別すれば其名義も亦甚だ多し、佛敎經論中之を大別して一心を三義に分ち、過去を意と名け、未來を心と名け、現在を識と名く、或は集起を心と名け思量を意と名け、了別を識と名くる等、心意識の三義を根本として他の諸心識の相と用とを説く、而して所知を性と爲し三義一切に通ず、又覺の義を立つ、謂ゆる覺は、本覺、始覺、佛性、如來藏等是れなり、又法の義を立つ、謂ゆる法は法界、法性、眞如、涅槃等是れなり、又智の義を立つ、謂ゆる智は般若、菩提、無師智、自然智、自覺性智等是れなり、又身の義を立つ、謂ゆる身は法身、報身、應身、化身、十身等是れ

なり此外染淨の緣に隨つて十方界を分つ等、經論中千差萬別なりと雖も、皆な心識無限の相用を細說したる者にして、其實は一體のみ、而して本論の要は其實體を簡明直截に詳かにせんと欲するに在り、故に名義の區區、訓詁の紛紜に拘らず、直ちに

(三)今分《チテ》レ之爲《チ》二三心一以攝《テス》二一切之法《チ》一曰《ク》覺心。曰《ク》不覺心。曰《ク》和合心。

括し來つて適切簡明、之を吾人身心上の實驗に照らさんとす、經論の謂ゆる十界の依正、其實は一體にして之を分開すれば、此三心を出でず、而して佛家の謂ゆる有情界は三心の合成にして其謂ゆる非情界は唯不覺心なり、此に有情界と云ふは人類及動物の一切を含み、其非情界と云ふは植物及鑛類等の一切を指す、但だ鑛類の全く無精物なると植物の合精物なるとの如きは問ふ所にあらず、今や實驗的心性學に於て之を奈何に說明せらるゝかは逐條の下に看取せよ、從來の經論師にして先入爲主の讀者は、已見に同じければ以て是と爲し、已見に同じからざれば以て非と爲すの通弊を脫却して、之を實驗に訴へて後本論の評價に及ぶ可し、論主を知り論主を罪するも亦唯だ此に在り。

淨覺心圖解

鮮紅示覚性。
墨色表不覚部躰。
此心周遍法界非生滅至妙清淨。

第一圖

覚心者発源於脳之前髓脳底支流生九對分泒無量彌蔓全躬兮圖其大經至其精微非圖書所盡

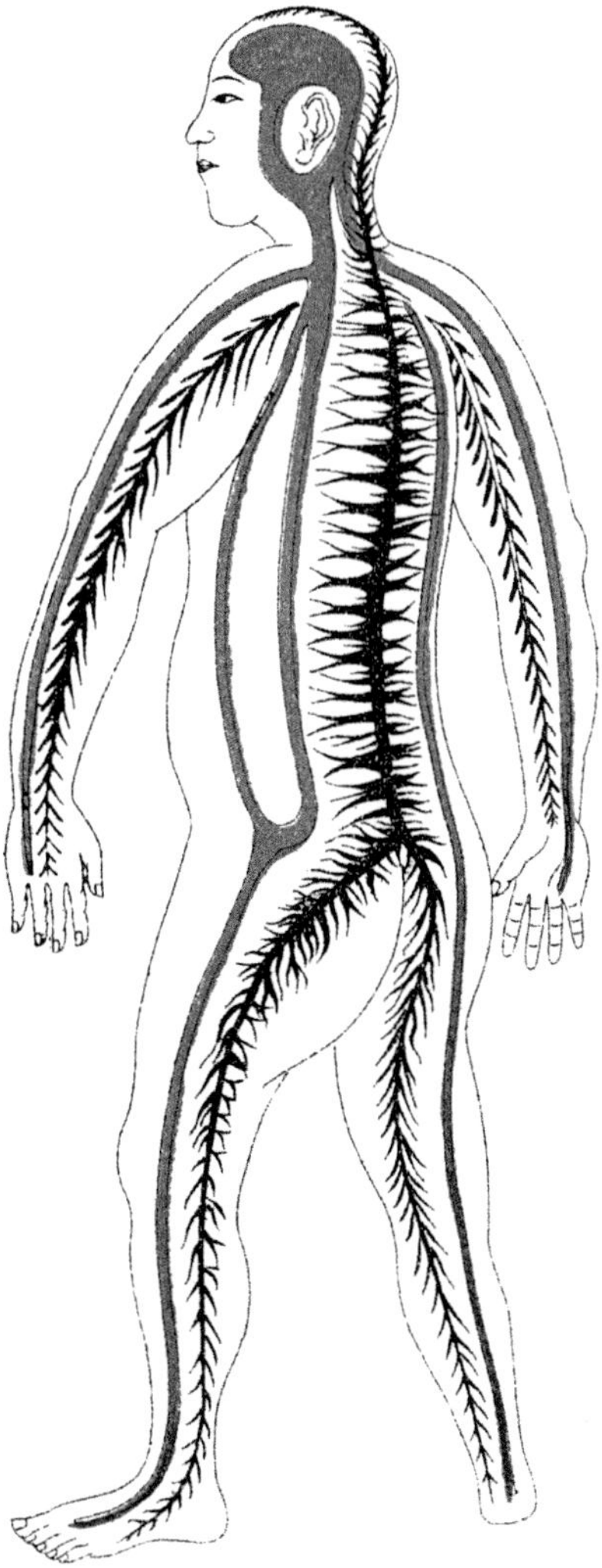

三、覺心

心識界の總論を叙し來りて今は彌々本論の眞域に到達し、吾人が迷悟の分際を究明するの第一歩とはなれり、此に讀者に注意すべきことあり、覺心の名は相對を意味するは勿論なれども、いま云ふ所の覺は謂ゆる迷に對する悟りの意義にあらず、這は物象即ち不覺心に對する覺心にして、前に言へる絶對的本體即ち宇宙の一大勢力の波動に於ける其表面なる物象の裏面に相續する心象其物を云ふなり、されば諸經論の謂ゆる本覺にして始覺にはあらず、覺體畢竟一なれども此分堺を混ずる時は、本論三心の意義を誤ることなきを保せず、乃ち論に曰く

(四)覺心者靈妙寂照。而具覺知分辨應動識智之法。其體非生滅。而遍法界。其性非一異。而有隱顯之相。

此心或は堅實心と云ふ、不壞の義なり、其體は法爾如然にして無始なり、故に生に非ず、恒存無限にして無終なり、故に滅に非ず、而も絶對にして宇宙に充滿彌綸す、故に遍在なり、其性は一に非ず、異に非ず、而して隱顯出沒、進化變遷の作用を有す、其靜や

靈妙にして寂照、明鏡止水の如し、其動や覺知分辨、緣に隨ひ感に趣き、識智思想應變極まり無し、諸聖此心を明らめて清淨法身を得、群生此心を覆ふて染汚色身に迷ふ此心不覺心に混入すれば則ち諸の煩惱を生じ、此心障を離るれば則ち諸の喜樂を成す、而して不覺心即ち物象より來る所の心的作用は則ち覺性にして生滅あり、覺心即ち本體より起る所の心的作用は即ち理性にして恒存なり、此等の道理は追て三心の總てを究めたる上ならでは分別し難きを以て今之を細説せず、如上は只是れ覺心の總論のみ、而して此覺心は吾人人類の身心上に於て如何なる作用を顯現せるか、論に曰く

(五)其於人機也。發源於腦之前髓。支流九對彌蔓全躬。但除毛骨爪齒

彌々本論の佳境に入り來れり、讀者は記臆するならん、論主の立脚地及對機の說明は首條に於て之れを悉せり、今や對機の人類に在ることを言明して其實驗を語るなり、蓋し佛教經論中に於て、心識性相の論、迷悟修證の說、大小悉く備はり、到底異學の及ぶ所にあらず、而して未だ詳かに其心識の所在を說かざるは、蓋し是れ我の缺典なり、泰西の理學其部所を說くこと甚だ詳かなり、而して未だ心識の體性を知らず、

唯だ心相を認めて以て其本性と爲す、蓋し是れ彼れの缺點なり。

惟ふに佛敎の心識を說くや、一切に通じて說を立て、特に個個に就て顯說なきものは、謂ゆる法身五道に流轉すとの筆法に由る、故に人機に就ては謂ゆる求心不可得の盲修暗證を以て足れりとせり、古人多くは此筆法に依つて盲修し暗證したり、是れ必ずしも不可に非ず、要は悟入に在りと雖も、奴を認めて郞と爲し、謂ゆる無始刧來生死の原、癡人は呼で本來人と爲す者十に八九は皆然り、今經論の上に一瞥せよ心若し五蘊と相應すれば欲界の果報を現ずと、欲界とは吾人人類の現在する處なり、而して蠢動含靈皆此中に居る、經論之を一概に見て說くが故に、心の所在はと問へば、五蘊界皆心なり、個個に就て部所を論ずることを許さず、遂に求心不可得なり、心若し禪定と相應すれば色界の果報を感ずと、謂ゆる初禪天には鼻舌兩識を缺き、二禪以上は五識皆無なり、無想天中には五百大刧を經て第六意識を沒す、此等の天中には五根あつて五識無しと說く、心若し虛空と相應すれば其報や無色界なり、五蘊總て斷滅して唯だ四蘊空と相應し、身體無くして心は空中に流行すと論ず、蓋し如上の三界說中、第二第三の境界の如きは單に心の本體即ち無限界宇宙の大勢力に於ける活動の趣きを明かしたる者ならん、但だ第一の欲界は即ち物象と心象との關係を說きたるなり、佛敎經論の心識を說く概ね斯の如し、而して吾人は謂ゆる欲界中の生物なり、故に先づ欲界に就ての心性を究めざる可からず、而して吾人は生物中の動物なり、先づ動物に就ての心性を究めざる可からず、而して吾人は動物中の人間なり、先づ人間に就ての心性を究めざる可からず、然り、人間の心性其起動其顯現、事實に於て果して如何、之を眞證實驗するは最も適切肝要なり、然るに古今東西の經論師、唯だ經論の如く經論を說明し、漫然空漠、但だ其廣說を以て誇りと爲し吾人身心の實際に於て甚だ不得要領に了らしむ、本論主は則ち然らず、直ちに人機に就て心性を說き、實驗に依つて其心識顯現の部所を明示したるものは實に古今獨歩の卓識卓見といふべし。

夫れ人間微妙の作用たる心神の本源は何れの處に存するや、曰く源を腦の前髓に發すと、蓋し心源腦に在るの論、其支流の說、是れ本論主の新發明に非ず、泰西生理學の定說にして古來學者の研究に依つて其大腦に在ることは疑ふ可くも非ず、されど皆是れ動物試驗の結果と腦疾病又は死體解剖等に由れる推測の判定に過ぎずして、心神其物の本體本性の如きは未だ人智を以て推定し能はざる者とせるが如し、是れ活ける人間が内觀法の實驗に由るにあざれば得て知り能はざる者、固より然る可しと雖も、心識作用の淵源は腦樞に顯現せるの事實は一定の學說たり、佛敎亦た然り、涅槃經序品に於て『頭爲《チシ》殿堂《ト》、心王處《ス》中《ニ》』との明文を見る、而して昆蟲衆類亦必ず腦に藉つて動覺あり、但だ人類の腦と昆蟲衆類の腦とは其形狀を異にし、其部所を同うせず、或は數腦珠の如く相連る者あり、百足《ムカデ》は節々是れ腦にして其身兩斷すれば左右に走動するが如き其一例なり、是れに依つて之を觀れば、足々皆腦の龍ある可く、鱗鱗皆腦の蛇ある可く、羽羽皆腦の鳥ある可し、腦は實に心神の中樞たるに相違なし、而して

人間の腦組織は、頭蓋腔内に在つて其狀恰も豆腐の如く其表面に位する處は灰白質にして其中樞に位する處は白質なり、厚膜に包まれ頭蓋骨に據つて保持せらる腦筋分派して繩の如く線の如く絲の如し、而して全躬に彌蔓す、之を腦神經と謂ふ又腦氣筋と譯する者あり、而して初生小孩の腦無き者は則ち死す、腦少き者は則ち癡なり、腦中は膿血水漲あり、或は熱を生じ、或は腦骨を壓し、或は震動することあれ

ば則ち其本性を失して朦昧不省と爲る、眼に腦氣筋無ければ則ち視ること能はず耳に腦氣筋無ければ則ち聽くこと能はず、鼻に腦氣筋無ければ香臭を分たず、舌に腦氣筋無ければ甘苦を知らず、而して週身手足の機能、痛痒冷熱澁滑を辨じ、能く古今を記し、萬事に應ずる者は悉く是れ腦の權能に非らざるは無し、譬へば腦は中央政府の如く他は地方諸官省の如し、而して心王は腦の宮殿に藉りて政令を布く、今本論主の開示せる者即ち是れ、謂ゆる覺心種子の源府にして頭腦頂骨の前髓にあり、而して其支流其機關は則ち左の如し

(六)何謂《チカフ》九對《ト》曰《ク》一對支流入《テ》鼻根《ニ》起《ス》嗅覺《チ》二三四對及六對入《テ》眼根《ニ》起《ス》見覺及轉運《チ》五對數支散布《ス》頰面《ゴ》七對入《テ》耳根《ニ》起《ス》聞覺《チ》八對數支入《リ》胸腹肺胃等《ニ》九對入《テ》舌根《ニ》起《ス》味覺轉運《チ》若夫《レ》至《テ》筋肉皮膚及四肢之末《ニ》有《ル》覺知轉運之用《ニ》者《ハ》皆《ナ》此心之支流而已《ノミ》矣、

九對支流、凡そ一對と稱するは左右兩條、或は數條、必ずしも一定ならず、西書或は十對と爲し又十二對と爲すあり、斯は細分を別説せるのみ、其實は腦、脊、腰、合して四十對、其體別あるに非ず、他の文面は讀んで字の如し、詳細に論釋するまでもなし、宜く讀者の自究に一任す可し、但だ泰西生理の學に於て腦髓神經及脊髓神經等謂ゆる

第二圖

不覺心圖解

墨色線示不覚性。鮮紅表覚心部分。此心之本源在後腦及脊腰

不覚心者腰髓爲根脊髓爲本幹。左右共生三十一對之枝杪分條纒綿羅織。培養身躰。今圖其大經。

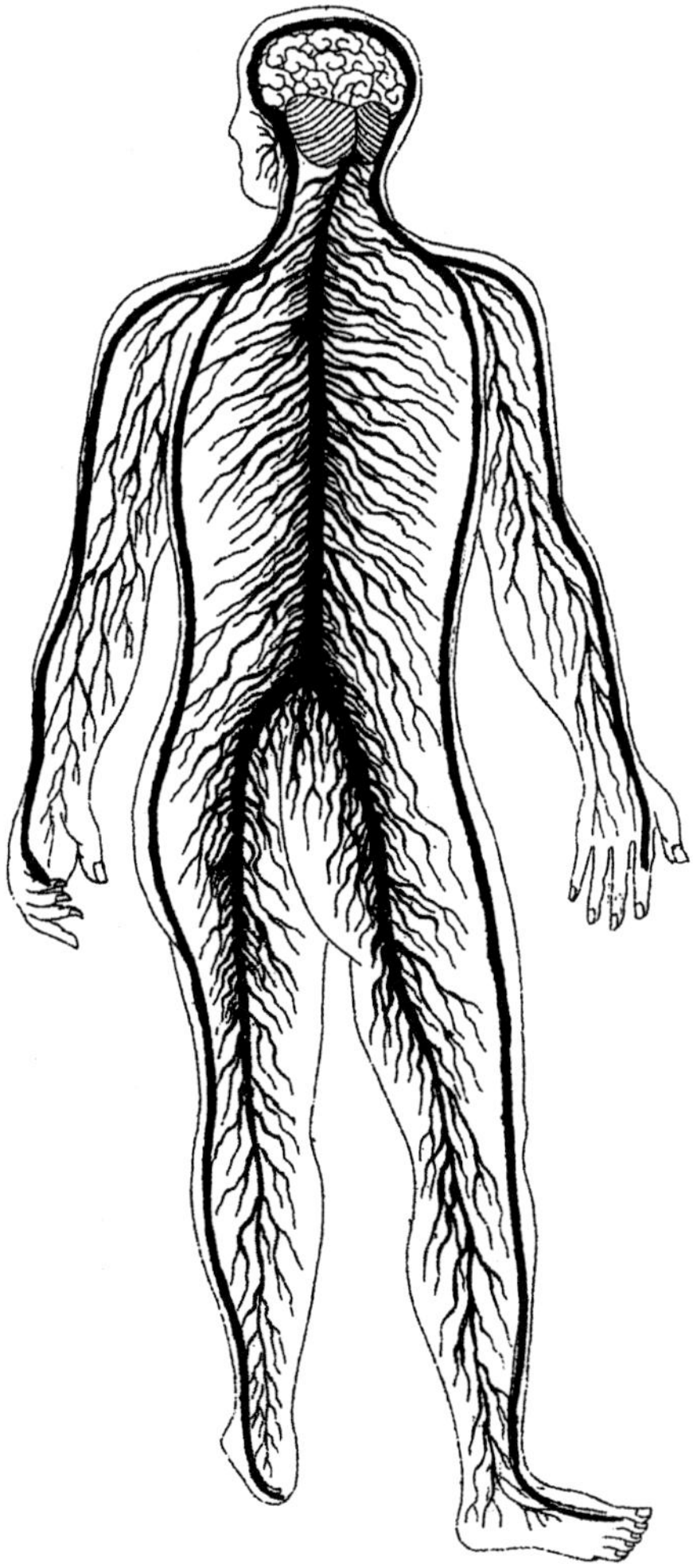

神經全系の說甚だ精詳ならざるに非ず、されど彼れ唯だ和合の心相に執して未だ覺不覺の實體及迷悟の本性を知らず、本論先づ淨覺心性の大要を辯明す、更に第一圖解について其梗概を審究す可し。

四、不覺心

無限界の中より宇宙の大勢力が活動して漸く進行する間に進勢退勢の別を生じ其表面に波動を起したる者即ち物象にして其裏面に相續する力即ち心象なりとは、心識本體論の條下に於て既に之を說敍し而して心象は即ち覺心の其れなることを究明したり、今此に敍述せんとする所は不覺心即ち物象の體性是れなり、此物象に心の名を附するは謂ゆる並行一元論の原則なりとす、其は心物表裏兩面一體にして心の方面より說く時は萬法皆な心識に攝するが故なり、而して此不覺心も亦た一切の物象に通ずと雖も、今の要は專ら人機に在ることを忘るべからず、前條の覺心は即ち吾人の身體の上に顯現する所の心性に就て言ひ、本條の不覺心は即ち吾人の心性が依止する所の身性に就て言ふなり、語を換へて之を云へば覺は無形の心體にして不覺は有形の肉體なり、而して此不覺心即ち肉體は生理學上の謂ゆる微分子乃至細胞より成るは勿論なれども其根本的原理に於て吾人は何に由つて此身を受け此世に生れ得たるやと云ふ問題に於て佛說は之を業力相續の薰習性に由ると云ふ今本題に入るに先立ち謂ゆる業力相續の論理に就て聊か其一斑を叙す可し、蓋し是れ肝要の問案なればなり。

寰宇の萬象は有形と無形との二種に外ならず、而して無形は即ち勢力なり、有形は即ち物質なり、此二者は倶に獨立して存在す可きにあらず、而して物質は絕對的大勢力の活動に於ける波象的凝集體なり、既にして物體あれば必ず物力あり是故に物あれば必ず力あり、力あれば必ず物あり、物無くして力有ることなく、力無くして物有ることとなし、而して物質は無盡性なり、其生滅は只其變化にして其體性は永久不滅なり、例へば水の變化して水蒸氣と爲り、空中に冷却して復た元の水と爲り雨露と成るが如く、又薪の燃燒して炭酸水氣及び灰と爲るも植物之を攝取して發育生成し、再び元の薪炭と爲り、火熱と成るが如し、其體性固より不滅なり、物質既に無盡性にして永久不滅なれば、物力も亦無盡性にして恒存不增不減ならざるを得ず、而して其生滅あるは亦只だ變化にして其體性固より不増不減なり、例へば石を投ぐるが如し、吾人の筋力變じて石の運動と爲り、地に落ち或は物に觸れば運動變じて氣温と爲り、氣温復た變じて動植物の發育を助け、動植物は人間の食物と爲り、食物變じて終に還た元の筋力と爲るが如し、今吾人の肉體即ち不覺心は集質の物體なり、旣に此物體あれば必ず其物力なかる可からず、此物力の運動之を名けて業力と云ふ此業力善惡の因縁に隨つて善惡の作用を起す、其善惡の因縁は次條に看る所の覺と不覺の和合心より來る所の謂ゆる無明に由る、乃ち業力は甲より乙、乙より丙と變幻し、乙の業果は則ち甲の業力其因と爲り、甲の果は則ち乙丙の力其因と爲り、三法轉展して因果同時の業相を成就し業相續を爲す、其業力或は張力と爲りて隱存し、或は活力と爲りて顯現す、斯の如くにして變幻生滅窮極なきもの之を業力相續と謂ふ而して身心運動の業力に善惡の原因あれば其變幻作用の結果に善惡の體相を顯現するは理の當然なり、古哲曰く濕性不變の水無くんば何ぞ虛妄假相の波有らん、若し淨明不變の鏡無くんば何ぞ種種虛假の影有らんと、蓋し濕性不變の水とは即ち無限界宇宙の一大勢力を謂ふ、淨明不變の鏡とは即ち覺心の妙體を謂ふ而して虚妄假相の波とは即ち不覺心たる物象を云ひ、種種虚假の影とは即ち和合心たる無明を云ふ、經に曰く我無く造無く受者無けれども善惡の業亦亡びず、因緣會遇の時忽ち感得すと、蓋し善惡業報因緣會遇即ち是れ不覺心の現相なり、論に曰く

(七)不覺心者。集質造形之心也。其體不具覺知。起滅變幻現十界依正之相。華嚴經曰。彼心不常住無量難思議顯現一切色。各各不相知一切世界中無法而不造。經中或謂之質多耶、阿陀那。又稱不覺不知不動器世間識。

覺知無くして集起執持等の法を具ふ、故に不覺心の名を得たり、經中の質多耶は即ち集起の義、阿陀那は即ち執持の義、其他此の心の異稱多し、唯識論の謂ゆる能く諸法の種子を執持し、能く色根の依處を執受し、亦能く結生相續を執取すとは即ち阿陀那の義釋なり、又業緣の熏習に隨つて變幻無量、十界依正の相を顯現すとは即ち質多耶の義釋なり、而して器世間識の名に依れば無機體にも通融す、此等は物象界全體上より見たる時のことに屬す、適切には動植物の生活力即ち有機體が不覺心の本領なり、今は有機體中の人類に就ての說示なりとす、再言すれば専ら人類身體の

生活力を司る者之を不覺心と云ふ、更に換言すれば覺知無き唯生活力即ち此心なり、草木の其れの如き生成物其物が此心なりと了知すれば可なり、茲に一言す可きは例の唯物論者が精神は物質其れ自身の固有せる物力作用にして、此物的作用の外に心神無しと云へるが如きは、彼れ唯だ本論の謂ゆる不覺心を認めて之を心識の本體本性と爲し、而して我が覺心の其れの如きは未だ夢にだも知らず、況んや覺と不覺との和合心の狀態を知らんや、然れども彼れも亦既に不覺心を認め得たれば聽て本論の三心に學び及ぶの時ある可きを信ず、問ふ不覺心源の所在は如何。

(八)其ノ源亦タ在リ二後腦及脊腰ニ一。而ソ發ス二三十一對ノ支流ヲ一。集二取シ諸質之精粹ヲ一相ヒ二續ス形體ヲ一。

此心の本源は後腦及脊腰に在りとすれば、恰も百足《ムカデ》の節節に腦を有し其腦に心神を有するが如く、不覺心は後腦より脊腰に渉りて其原動力を具ふるなり、而して專ら形體の養殖運化を司宰するものとす、而して其腰髓は樹根の如く、其脊髓は本幹の如く、後腦は頂心の如し、之を要約すれば人類生活力の本源は腰髓より起りて脊髓に渉り、脊髓より後腦に渉りて存在し、其間左右に三十一對の支流を生じ、之れに依て全船の營養を爲す、委く言へば覺心は頭腦を以て根源と爲し、四肢を以て枝末と爲す、而して不覺心は脊腰より後腦部を以て本源と爲し、頭腦四肢を以て支派と爲し、其支派の起る所は三十一對にして更に之れより分條無量纏綿羅織、以て身體を集造し、始終其闕損を補益して形體を相續し生存せしむるなり、生理學の通説に據れば脊髓を以て腦餘支末と爲し、或は腦髓と同性同用と爲す、而して本論は前述の如し、蓋し是れ衆議の惹起する所以、而して本論の獨得實驗に係る所と爲す、此等の究明は次章の腦脊異性論に於て細説するを以て今は且く措く、要するに覺心と不覺心とは其源府を異にし、從つて各其主宰を分つ、卽ち腦髓と脊腰髓とは全く其性質を異にし、各其作用を別にすると云ふに歸着す、然り千聞一見に如かず、第二圖について其梗概を審究す可し。

五、和合心

古今の經論師、東西の諸禪客、喋喋辯を費し、喃喃説いて止まず、而して遂に不得要領に了る者は、謂ゆる無明論なり二十年乃至三十年晝夜工夫を凝らし、知識に飽參して遂に不可解に歸する者は卽ち無明論なり、本著は前章に之を提起して無明の何

第三圖

不覚心上流レテ入リ二覚源一ニ。混濁和合。起二ン九對之派流一ヲ爲二ル無明惑障一ヒ兮ハ圖二ス其ノ大經一ヲ

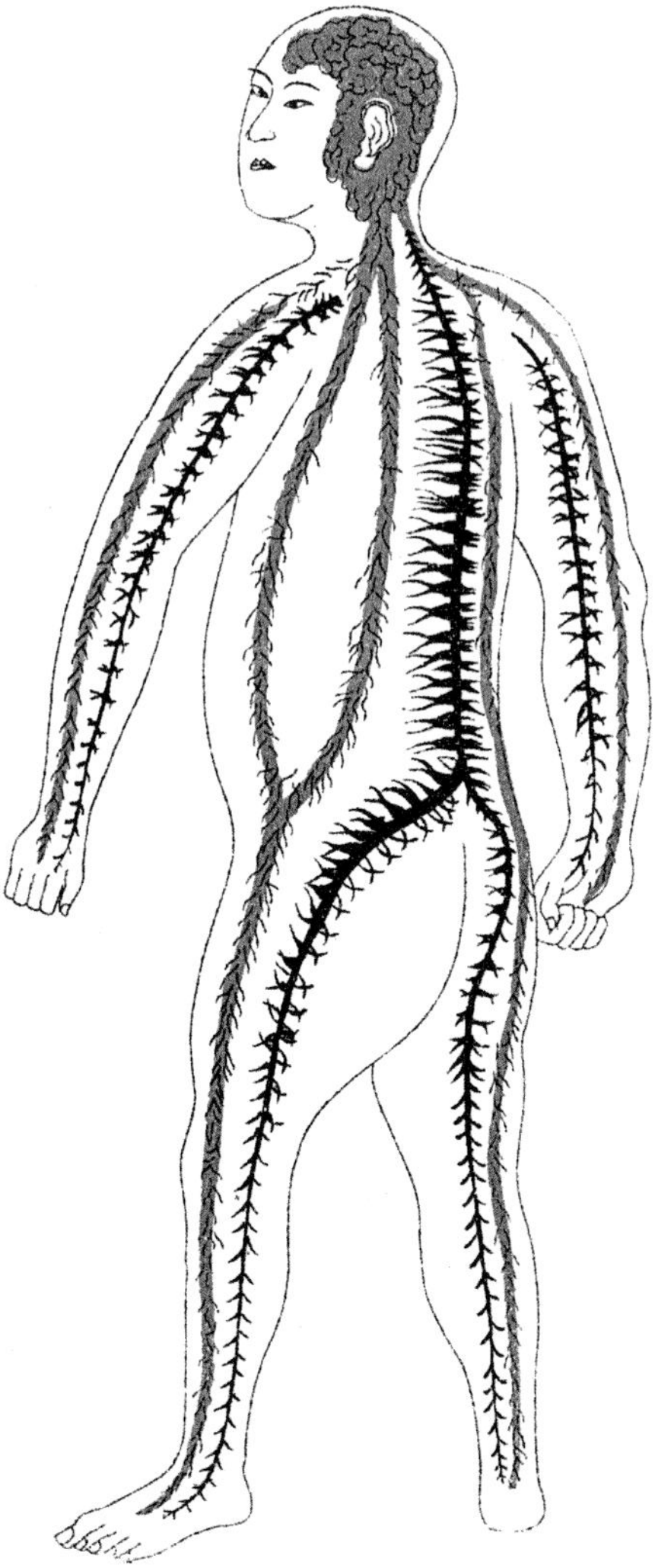

和合心圖解

ニテムス淡灰ノ赤色一ヲ示二メス和合ノ覚性一ヲ。ニテムス墨線ノ纖緯一チ表二ス不覚ノ混入一ヲ。此心無二シ自體一。覚ド不覚ノ混淆シテ成二ス此心一ヲ。

物なるかを瞥見したりき、歩武は彌ゝ佳境に進入して今や箇の無明てふ一大怪物を捕獲し之れが解剖の刀を執らんとす、而して執刀の前、先づ例に依つて審問す可きは其物の年齢及出産の父母等是れなり、讀者は前條に於て覺心と不覺心なる者に邂逅し、其體性の如何なる者かを究め得たり、焉ぞ料らん、彼等は即ち此一大怪物を産出したる兩親たらんとは、而して其年齢を問ひ其性質を糺だせば則ち曰く、無始刧來の熏習性と、而して其怪力隱顯出沒變幻無量、三界の群生を惱殺す、此一大怪物試みに執刀一番して其内容を解剖せんか、論に曰く

(九)和合心者。念想情慮之心也。此心無別體。覺心和合於不覺而成此心也。蓋不覺心流動而入覺源則覺心與之和合。譬如豆汁之和於鹽液而爲豆腐。清水之合於塵土而成濁水。是故如如之覺性變而成念慮生滅之心也。

此和合に内外の二相あり、其外相は緣慮の心にして之が外境と相應して種種の業相を造る、其內相は煩悶、惱動、順逆の內境に對して憎愛、愁鬱、怖畏、瞋姪等の苦想を起す、此心元來生滅性にして而も自體あること無し、覺心が不覺心と混淆して此心を構成す、故に和合心の名を立つ、不覺の心液が流動して覺源に浸入する時、覺心の擧

體が皆生滅の心相と爲る、不覺心が流動して覺源に入れば則ち、細には之を無明と名け麁には之を煩惱と謂ふ、覺心が已に不覺と和合すれば則ち、細には之を黎耶、末那と名け、麁には之を意識と謂ふ、言を換へて之を云へば、和合以前の不覺心は和合の後に於て無明煩惱と名け、和合以前の覺心は和合の後に於て黎耶、末那、意識等の名を得、尙之を要約すれば不覺なる脊腰の髓液が上流して覺心元府の腦底に浸入し腦氣に和合して混濁性と爲り、謂ゆる緣慮心を構成し、之れが全身に派流して變幻惱動の作用を起すもの是れ和合心の性相なり即ち之れ一切衆生の心相なり、和合心の性相旣に然るが故に、一たび之れが和合を解離すれば此心の體相は全く無となる、世の唯物論者は則ち言ふ、凡そ元始は一致結合することあるも、分散すれば則ち元始に還る、然るに精神は、元始に還ることとなし、故に精神の實體なしと、此斷案は論理に於て敢て不可なし、然れども彼れが認めて以て精神と爲す所の者は則ち精神其物の本體にあらずして其影像なる緣慮の妄心、即ち此和合心の幻相たるを奈何せん、世の精神を論ずる者其多くは皆此心の範圍を出でずして云云し、未だ其眞諦に造詣せず、佛徒の心識を談ずる者其多くは皆眞諦の名義を云云して未だ其現質に實諦なし、本論主之れが兩面を打得し、之を實驗に照らして其眞諦を了せしめ、其現質に接せしむ、何ぞ夫れ甚だ深奥にして而も洵に適切なるや。

或は言はん、無明の本源を知るは唯佛の境、馬鳴、龍樹未だ顯説せず、今、妄りに之れを論ずるは寧ろ謬らざらんやと、夫れ然り、或は其れ然らん、然れども近古異道實驗の學、日に熾んにして佛祖の正道將に亡びなんとす、此際に於て精究實驗、而も三心の體性を發明し、之を人間に流布したる者は本論を以て嚆矢と爲す、此發明は實に我日本安政六年、論主が四十二歳の時にして本論は其發明の翌年、即ち安政七年の撰に係る、而して明治二年師が五十一歳の時に逮んで更に其遺漏を補ひ、前後三十餘年間の推敲商推を重ね、鍜練琢磨を經て玆に全く了義の經典と成りたる者なり、他の毀謗の如きは敢て闕する所にあらず、師を知り師を罪するも實に此論に在り。

(十)在《テハ》凡《ニ》名《ケ》意識《ト》、在《テハ》二乘《ニ》爲《ス》無漏智《ト》、菩薩之般若、諸佛之菩提、皆此心之染淨而已矣。

和合心元來別體なし、其名の如く覺と不覺と結締和合して此心を成す、引寄せて結べば芝の菴なり、解くれば元の野原にして明皎皎の眞如の覺月は、千蘆千蘆草の露までも其影を宿しつゝあり、故に菩薩未だ成佛せざる時は菩提を以て煩惱と爲し已に成佛すれば煩惱を以て菩提と爲す、但だ引寄せて結ぶ意識の姿に迷ふ者之を名けて凡夫と云ひ、諦めて省みざる者之を呼んで二乘と云ふ、凡そ三賢十聖、皆之を轉じて眞淨界に遊ぶ、其實は唯だ覺不覺の離合のみ、染淨隨緣の異名のみ。

(十一)在《テハ》腦《ニ》名《ケ》八識《ト》在《テハ》胸腹《ニ》名《ク》六識七識《ト》。

八識は心と名け、謂ゆる阿《ア》黎《ラ》耶《ヤ》識にして含藏を義とす、即ち腦は覺、不覺、含藏の淵源にして和合心の腦底に潛在する者、經論之を說て第八識阿《ア》黎《ラ》耶《ヤ》と名く、而して既に腦底に派流を起す、之を第七識末《マ》那《ナ》と名け、流注して胸腹部に至る之を第六識又意識と名く、而して第六意識は即ち分別計度の心、第七末那識は即ち思量情想の心なり、經論中、心意識の名義を說くこと同異あり、今は六七同依の說を取る、又其部位の如きは經論未だ全く顯說せず、而して今其部位を論定し顯說したるは、古今獨步の確說精究實驗の眞證なり、且つ其の所依に從つて名義を異にすと雖も、其實は齊しく是れ覺不覺の和合心にして體性不二なり、且く去つて之を第三圖解に看よ。

(十二)且《ツ》夫《レ》三心有《リ》純。有《リ》雜。純覺者《ハ》眼睛舌根及耳鼻之浮根是也。純不覺者毛骨爪齒及草木等是也。餘皆《ヘ》三心之所《ニ》合成《スル》而《ソ》和合心消《スレハ》則《チ》惑障隨《テ》滅《ス》矣。覺心離《レハ》則《チ》動類則《チ》死《ス》矣。不覺心廢《スレハ》則《チ》形質從《ツテ》壞《ル》矣、若《シ》夫《レ》佛氏之道《ハ》在《ル》斷《スルニ》和合心《ヲ》焉《ノミ》耳。

是れ三心の結論なり、而して三心に純雜の相を言ふものは唯だ人體に就て其梗概を說きたるに過ぎず、蓋し身體中に於て不覺心の混淆を受けざるは眼睛及耳鼻舌根等の浮根のみ、或は言はん、覺源既に不覺の浸入を受けて染濁ならば其支流たる眼等の根體も亦自ら其混淆を免れざるの理なり、然るに事實は之れに反す、豈謬らざらんやと、然り、若し病老等に至れば則ち亦免れず、されど眼等浮根の本性として其健全の時に在りては自ら其混淆を防遏するの機用を有す、譬へば濁水汚流の土砂を通過して淸泉を湧出するが如し、以て其理會を得可し、純不覺は即ち唯生成力ありて心神の感受なし、其人身に在りては毛骨爪齒等是れ、今草木等を一言したるは其生成力のみにして心神の感受作用を有せざる者は皆純不覺心の屬類なりとの汎說を約示したるに過ぎず、苟も心神の作用ある者は皆三心の合成せる者、若し和合心を消滅すれば則ち一切の妄惑は自ら滅盡して眞智を開發し、三賢十聖の妙境界を打得す、而して若し覺心身體を離却すれば則ち一切の動類は即ち死す、若し不覺心廢たるれば則ち形質の總ては壞滅す、爰に一言す可きは生理學上の死なり生活體は凡て蕃殖の作用を有し、而して細胞の新陳代謝は以て形體を相續す、若し夫れ老衰及疾病等は則ち蕃殖力の減退にして、死は則ち新陳代謝の休止なり、且つ夫れ物質作用は心的作用を要せずして唯物的に自働する者、催眠術に由る物的作用の如き以て之れを證するに足る、水中に游泳するが如きも亦た唯物的作用なり、今夫れ死を論ずるに心神の離廢を云云するが如きは人智未開時代の妄想にして生理學の何たるをも辯せざる極めて迂愚の説なりと云はんか、夫れ然り、豈其れ然らんや、如上の辯難の如きは唯物質作用の表面に執着して未だ物質作用其物の裏面の本體を究めざる者、即ち本論の本體説に於て既に之れを叙述し置きたれば今復た之を再説せずと雖も、物質其物の本原が心識渾體の中に漏れずとせば、前顯生理學上より、將た唯物萬能論者よりの難の如きは殆んど其枝葉の論たるに過ぎず、且つ今言ふ所の覺心離るれば動類即ち死すとの語端を一轉して動類死すれば覺心離ると云はゞ如何、或は物質變ずれば心神其作用を休止し、又は動類死すれば覺心現はれずと云はゞ如何、今は心識の方面より立論したるが故に覺心離るれば動類即ち死すの語あるのみ、復た何ぞ怪むに足らんや、況んや目前の事實に於て心神なくして長く活けるの動類なきをや、三心の論釋も且く玆に結着を告げぬ、餘論は讀者の自究に一任し、實詣に委す可し、若し夫れ和合心を斷ずるの工夫に至つては實に是れ修道の肝要なり。

上來の五節、詮し來れば果して如何、論主が學究の立脚地より出立して心識の本體論及三心の體性論を通過し、今や修證の要道に到着したれば、且く後方に顧みて要領を取得するの便益たるを感ず、抑も心識の本體は無限界宇宙の一大勢力に基因し、物象界の裏面に相續する自然的規律作用の其れなることを知れり、而して至妙淸淨の覺心は其本體理勢の活動にして其源を吾人の腦髓組織の上に發現し其支流は全船に彌蔓して專ら覺知分辨應動識智の妙用を顯はす者なることを了し、物象界唯生活性の不覺心は其根幹を吾人の後腦及脊腰組織の部所に有し、其枝葉亦た全船に纏羅し、專ら形體の蕃殖滋養を營む可き生成力の其れなるとを知れり、然り、而して前記の覺と不覺の二者が吾人の腦底に混淆して即ち一種の和合心なる者を構成し、此心は緣慮念想の作用を熏起して三界の幻相を現はすと云ふが即ち本論の要約なり。

而して不覺心が流動して覺源に浸入すれば、細には之を無明と名け、麁には之を煩惱と稱す、覺心が不覺の混入を受くれば、細に腦底に在つては之を第八阿黎耶識と名け、麁に胸腹に在つては之を第七末那識及第六意識の稱を得、其所在に依つて名稱を異にすると雖も其實は體性不二なり、然り而して若し此和合心を消盡すれば至妙清浄の覺心其本性に立戻りて無明即佛性と爲り、形體營養の不覺心其本體に歸復して煩惱即菩提と爲る、澁柿の澁こそ好けれ其儘に、變らでかはる柿の甘さよ、此に始めて三賢十聖の妙境界を打得す可しと云ふが即ち本論の結着なり、而して三賢十聖も六凡四聖も畢竟是れ一心の染浄のみと云ふに歸局す、一心の染浄、吾人は如何にして眞浄界に投入す可きか、待て節を次ぎて聊か其梗概を瞥見せん。

六、一心の染浄

覺心敍し去り、不覺心敍し來りて、和合心敍し了る、三心の要旣に盡きぬ、而して吾人の最も難とする所の者は則ち和合心の消盡即ち無明煩惱の滅絶、果して如何の問題なり、摩尼珠人識らずと雖も如來藏裡に親く收得しつゝあり、自ら憾む我れ何人ぞ、三賢十聖も唯一心の染淨のみと知らば我れも亦た別人に非ず、賢聖と言へば唯だ理想的影像の如く思惟せるは祖門の本領にあらず、遠き影像吾れに於て要不着、噫我れ何人ぞ、但だ未だ實詣なきが故に碌碌たる凡夫の名を得たるのみ、迷と云ひ悟と云ふ、頗る難解の語なるが故に、却て難を加ふるなり、啻だ脊腰髓の上流を斷盡して腦底を淨潔にするの意のみ、染淨の名最も吾人の意を得たり、古哲曰く修證はなきにしも非ず、染汚することを得ずと、大いに吾人の意を得たり、盲修か暗證か、何ぞ早く吾人をして其端的を得せしめざる、楞伽、起信等の經論、水波の譬喩を以て動靜の心性を説く而も未だ人機の上に其部所を指摘せず爲めに甚だ簡明直截の機用を缺く、古今の經論師徒らに名義を談じて白髮遂に迷途の鬼類に化す、豈愍笑に堪へんや、任他吾人は精進して一心の染淨を究めざる可からず。

(三)證契大乘經曰。識體至妙淸淨。而爲《ツル》客塵之所《ト》染汚《スル》。

謂ゆる識體は即ち覺心なり、謂ゆる客塵は即ち不覺心流入の內因及六塵起滅の外緣なり、而して其流入の內因を斷ずれば外緣自ら息むは起信論等の說の如し、但だ從來の經論師空しく名義を談じて之を現實に索めず、本論が其名を異にするを閒

き其實の餘りに適切簡明なるに驚愕し、或は異道を以て本論を目するは抑も迂と言はざるべけんや、結論に曰く

(十四)定慧堅明。能《ク》斷流入《スレハ》則《チ》煩惱菩提猶《ホ》如《シ》昨夢《ノ》也耳。

定に金剛定、首楞嚴定等の名あり、皆な堅確、剛强、猛利を義とす、慧は金剛般若、無分別智等の名あり、皆な眞空、無着、勇猛等の意なり、蓋し覺源即ち腦底に堅剛、猛利の心機力を發起すれば、不覺心即ち脊腰より上流する髓液は腦底に浸入すると能はずして和合心即ち混濁汚染の緣慮心は終に解離消絕するをいふ、而して至妙清淨なる覺心の體性は宛然として其眞面目を顯現す、涅槃經に曰く定慧等學明かに佛性を見ると、又曰く我れ摩訶般若を以て徧く三界の有情を觀るに、一切人法皆究竟す、繫縛者無く、解脫者も無く、主なく依なく煩惱なくして虛空と等し、平等に非ず、不平等に非ず、諸動念を盡して思想心息む、是の如きの法相を大涅槃と名く、眞に此法を見るを解脫と名く、凡夫は知らず、名けて無明と云ふと、即ち是れなり、法華經に曰く如來は實の如く三界の相を知見す、生死若くは退若くは出あると無し、亦た在世及滅度者無し、實に非ず虛に非ず、如に非ず、異に非ず、三界の如く三界を見ずと、諸經論の

說く所概ね皆斯くの如し、文言甚だ巧妙にして簡明ならず、意義甚だ深奥にして適切ならずと雖も、詮し來れば和合の心念を消絶すれば則ち周遍法界至妙淸淨の覺心自ら顯現して一切の法は猶ほ昨夢の實なきが如くなる可しとの趣旨に外ならず、世の迂腐なる經論師皆唯だ文言の如く文言を弄し、空く名義を談じて實詣の技倆なきは憐れむ可し。古德曰く此心を證するに遲速あり、法を聞て一念頓に無心を得る者あり、三賢十聖に至つて乃ち無心を得る者あり、長短無心を得て乃ち休す更に修す可く證す可きなしと、然り抑も無心とは何ぞ、起信論之を說いて無念と謂ふ、蓋し同意義ならん、凡そ轉迷開悟の法、開示悟入の道、其說く所其敎ふる所、機に應じ類に隨つて各別なりと雖も、心を鎭め念を除くの要に臻りては其揆皆な一なり、而して其心と云ひ其念と云ふ者は則ち皆和合の心念を指すものにして、其部所に隨ひ、其作用に由つて各其名相を異にするに過ぎず、又祖門に於ける機關轉換、拂擧捧喝等の作略も、唯其學人眞證の實否を驗するの手段に外ならず、然るに未だ實詣なきの徒が猥りに閑手段を弄して得たりと爲すに至つては則ち論ずるに足らず、今夫れ無心と謂ひ、無念と謂ふも、死灰枯木の其れの如きを云ふには非ず、又無意と謂ひ、無想と謂ふも强ち墻壁瓦礫の其れの如きを云ふには非ず、但だ和合心の消絕を意味するの語なるのみ、應に住する所なく、而して其心を生ずべしとは佛家の大憲にして即ち非思量の端的なり、然り、其住すと謂ふは即ち不覺髓液の腦底に滯住して覺源と混淆し、之れが派流して諸妄念を起す、蓋し是れ所住なり、此所住なく而して生ずるの心、此心即ち是れ至妙清淨の覺心なり、謂ゆる求心不可得も亦然り和合心元來自體あること無し、且く和合して此心を成す、而して若し旣に之れが消絕の身心ならば則ち已に得道の人にして遂に求心不可得にあらずや、古哲安心の機要皆此に在り、然るに覺源腦に在り、不覺上流混濁等の顯說なく、唯だ或は云ふ煩惱即菩提と、或は云ふ生死即涅槃と、又云ふ無明實性即佛性、幻化空身即法身と、何ぞ其れ茫洋として而も謎《ナゾ》の如くなるや、後世の徒其の言句に昧却せられて自得の分なきは甚だ哀む可し。

佛の說き給ふことを見ずや、集は眞に是れ因なり、更に異因なしと、集とは抑も何ぞ、不覺髓液の流動して腦底の覺源に浸入し、混淆集結して無明を熏起すること、恰も豆汁の鹽液に和して豆腐と爲り、清水の塵土に合して泥濁と爲るが如し、之を是れ集とは云ふ、而して此集より流派して種々の苦想を起し、無量の煩惱を現し、三界の相を變幻す、集は眞に是れ因なり更に異因なし而して若し集因滅すれば則ち苦果從て滅す、滅苦の道は實に是れ眞道なり。

要するに清淨純覺の顯現、即ち是れ三賢十聖の境界なり、不覺混濁の心念、即ち是れ六凡四生の分際なり、而して凡聖元來不二、體性畢竟不異、唯だ一心の染淨のみ、若し夫れ佛家の要道ならば、箇の混濁和合の心念を滅斷するに在り斷の工夫滅の實詣是れ耳食名義の敎に非ず、精究眞證の人にあらずんば得て談ず可からざる者、此に至つて親切ならば迷悟凡聖豈其れ昨夢の實なきが如くならざるを得んや、空義高論は弄禪客の能事、實驗眞證は本論主の獨得なり、論主偈あり且く去つて含元殿裡宜しく長安に問ふ可し。

身心滅盡シ了リ。覺性滿ツ虛空ニ。眞月非ス去來ニ。影光西又東。

一念心ノ明暗。無量劫ノ苦辛。機輪展轉ノ妙。楚庭抱ク璞ヲ人。

第四章　腦脊異性論

一、解剖生理

凡そ生理學は有機體即ち動植物が生活する所以の道理を究明するに在り、而して其區域は至つて廣く、其種類は甚だ夥多なり、さわれ今茲に論述せんとする所は他なし、萬物の靈長たる吾人人類に就ての生理を究明し、之れに由て本論の目的たる心性を知り、以て吾人が迷悟の分際を事實に究めんとするにあり、有機體は凡て複雜の構造を有す、就中最も複雜なるは動物にして此動物中更に極めて高等の發達をなせる者は則ち人間なり、而して此人間たるや、謂ゆる萬物の靈長なれば其身心も亦從て微妙なる機關を備ふ、方今學術の進歩は駸々たるも猶未だ穿鑿し能はざる者甚だ夥し、然れども他の學術に比して第一位の精究を遂げ得たる者は則ち醫學にして其醫學の基礎たる者は則ち解剖生理學なり。

世の解剖生理學、其審理の精は甚だ精なりと雖も、其活命の要粹たる心神を言ふに至つて甚大なる誤謬あるを奈何せん、而して其誤謬の由つて起る所を省察するに皆な何れも動物の試驗に依て其現狀を推定し、又人間の死屍を解剖して只其心識流行の跡を推究し、以て謂ゆる實驗の定說と爲すによる、抑も人間微妙の作用たる精神は其淵源何れの處に存するや、古來學者の研究に依て大腦に在ることは疑ふ可くもあらず、さりながら其本性の果して奈何なるかの問案に至つては未だ人智を以て測知する能はざる者と爲すが如し、或は例の唯物論を以て猥りに精神の存在を否定せんとする者あり、要するに心性其物に就ては、世の醫學者未だ眞實の確說を持せず、哲學上の推論も亦空漠にして未だ全く其津涯を得ず、一粟を滄溟に求め、亡羊を岐途に逐ひつゝあり。

原坦山老師は斯學の爲めに研磨五十年間の精力を耗費し、實驗精覈、以て毫釐の疑惑なきに及んで之を世に公布せる者は即ち腦脊異性論是れなり、而して前章既に詳述せる所の心識論は之れが結果に出でたる者にして、本論は其前身たり、故に本論の咀嚼が充分ならざれば、夫の心識論の意義を得る能はず、茲に一言を要するは本論は明治二年師が五十一齡の撰に係り、腦脊異體論と稱せり、其後帝國學士院等に於て專ら之を講演し、普く十方の碩學大家に質す所あり、而して未た之れが可否の答案を得ざりしも、師が獨得の本論は漸く學者の注目を促がしたりしが、師自ら惟ふ所あり明治二十年に逮んで異體の體の字に替ふるに性の字を以てし、爾來異性と唱ひたるは甚だ深意を含む、ざあれ從來實驗上の實體に於ては固より毫も替はることなく、但た世の本論に對し其意義を誤錯することなからんことを期したるに過ぎず、然り、異性論其れ果して何の消息をか傳ふる、今試に叙せん。

解剖生理固より單一ならず、第一有機體と無機體との殊別、第二物質論、第三物力論、第四人體の構造、第五細胞說、第六組織論、曰く骨系統、曰く靱帶及關節、曰く筋肉系統曰く皮膚系統、曰く內臟諸器、血脉、呼吸、體温、是等總ての問案は生理學必須の條件なりと雖も、本論の要題は精神及諸神經の體性、幷びに生活機能、此二大問題を精究するに在り、其他の諸問案は必ずしも今の所要にあらず。

偖て人間微妙の作用たる精神即ち心識の靈體、之れが身體の上に顯現する淵源は吾人の前腦部に在ること勿論なれども、生活營養の機能即ち肉體運化の根元が、後腦及脊腰に在りて心神と生力此二者各其性格を異にするの眞理實驗は、世の學者未だ之を精究するに至らず、二者を混說して各其體性を誤りつゝあり、今之れが大要を一瞥するに、精神の淵源は腦に在りとし其諸神經に依り意思の運爲作用を論ずるは則ち可也、而して脊髓を說くに、同じく神經の名稱を以てし、知覺作用亦た脊髓に在ることを言ふは甚だ否也、思ふに脊髓に於ける所謂神經、所謂知覺なる者は、精神と自ら別種なりと云ふに在るが如きも、其實は精神と知覺神經との別を明確にせず、殆んど同一の作用を說き、其甚だしきに至つては脊髓を以て腦餘支末と爲し、或は同性同用と爲す、泰西百般實驗の學、殊に第一位の發達精緻を遂げたりと云へる生理に於て此甚だしき錯謬あるは、蓋し心神と生力との作用稍〻異なる所あるを知るが如しと雖も、其未だ腦脊の性用確乎として別異なるの理を知らざるに由る、以下條を次で之れが然る所以を辯明せん。

二、腦氣筋

腦は頭蓋腔內に在りて其狀恰も豆腐の如し、其質は灰白質を外表とし、白質を中心とす、而して四位に區劃せられ、大腦、中腦、前腦、後腦と分たれ、其前腦に屬する者は大腦及胼胝體是れなり、其後腦に屬する者は小腦及延髓是れなり、前後兩者の中間を中腦と謂ひ是れ亦前腦に攝す、而して前腦は實に是れ心神の中樞器官なり、而して神經は此中樞と身體各部との聯絡を保ち、其中樞よりの命令を各部に傳達し、復た各部よりの報告を中樞に送進す可き道路機關となる、而して其中樞より命令を各部に傳ふるを遠心作用と云ひ、各部より報告を中樞に送るを求心作用と云ふ、此兩作用の機關に名けて遠心神經、求心神經と呼ぶ、神經の名敢て不可なるに非ず、ざれど心神は固より形質の見る可き無きが故に、電氣、心氣等の名に因みて寧ろ氣筋と譯するの甚だ穩健なるを覺ゆ、乃ち本論は之を腦氣筋と命名せり、而して人機に於ける心神は其淵源を腦の前髓に發現し、其支流九對となり更に分派して全躯に彌蔓し、身體各部の諸器官に涉る、是れ謂ゆる腦氣筋なり、而して分派無量其細微なる者に至つては、解剖の得て能く知る可きに非ず、而して身體各部の諸器官及組織、悉く其支配を受けざるは無く、其細微なる者或は脊髓機關の内外をも通じて其作用を現はすが故に一瞥之を觀察すれば、其作用は其部其物の固有せる作用の如く思惟せらるゝは無理ならざれども、其實は皆是れ心源即ち腦の中樞より流通する腦氣筋其物の作用にして知覺分辨識力の苟も心性ある者は、悉く心神の起動に基く者なることを了知す可し。

人は一小天地にして其機用は一の國家に相似せり、最近の政治學は國家も亦た一種の有機體に屬すと云ふに至れるもの其故なきに非ず、腦は恰も國家の內閣即ち中央政府なれば身體萬機の發動する所にして、其氣筋は各府縣郡、陸海軍團に通ずる電線の如し、而して腦中に各自宰の部位あるは、恰も中央政府に各官省局課あるが如く、四肢五官は腦の命に應じて活動し、腦認識の裁可を得て感覺を定む、若し腦にして健全ならざれば、各部は其感覺識別を誤り、四肢の進退、五官の活動を缺く、恰も內閣の暗愚にして國家の機關、皆其の正鵠を失ふが如し、例へば一指に刺戟を受くれば、指神警察署忽ち氣筋の電信に依つて外敵の侵入を脊髓の地方廳に報し、地方廳は時を移さず之を腦の中央政府に通ず、政府は視官省に命じて外敵の狀況を視察せしめ、視官は其外敵の竹なるや木なるや將た針なるやを見て之を內閣の心神に復命し、內閣は更に陸海何れかの軍團即ち左右の手に傳命して之を拔除せしむるが如し、而して其命令の總ては氣筋なる電信に依るが故に極めて迅速なり、腦氣筋傳導の速力は、遠心求心共に大凡そ一秒時間に二十五乃至三十メートルとす、今腦氣の實體を解剖に依て審査すれば其大經の進路は視察し得るとするも、其細微なる者に至つては最高度の檢鏡に依るも、其形質の視線に翳する者なし、元來心氣は形質あることなく、謂ゆる形而上の研究に由る者なれば、之を死屍解剖の形而下の推測に依つて活ける心神の本體を思索せんとするは、恰も電氣の實體を其線針に依つて目擊せんとするに異ならず、故に心神の性用を實際に究明するは、活ける人間が自身に現働しつゝある所の心神の內觀工夫に依つて精究實驗するの一法あるのみ、さあれ此心神の作用は筋肉組織の上に發現しつゝある者なるが故に其發現機關の氣筋に就て究明するを要す、此機關の中樞は即ち腦髓にして身體各部の知覺作用の總ては其末稍機關なり。

要するに身體各部の何れを問はず、苟も知覺分辨識力の作用の發現する所は、悉く是れ腦心源の流派に屬し、此心源の系統に出ることを知る可し、從ひ而して此れ以外復た他に知覺等の作用を有する者あること無きを知る可し、而して心神系統の幾多の細流に亦た幾多の名目を附せる者は細流其重なるものにして、中に就て所謂迷走神經なるものあり、或は心臟部に入る者、或は肺臟胃腑に入る者、食管に入る者等なり、又腦と直接に連合せざる所謂交感神經なる一種あり、是れ亦腦の流派より分岐せる者、是等は少しく細説の要あるに依り、別に一節として次條に叙述す可し、兎に角知覺分辨識力の作用ある者の總ては腦心神の獨占作用なり、之を詳論するは則ち心理學の一科にして冊を重ぬるにあらざれば盡くすこと能はず、本論の要題は腦心神の特性を一瞥して以下叙せんとする所の脊髓の特性作用と簡別し、腦脊異性の實驗義を究明するに在り、讀者請ふ且く去つて之を脊髓の說明に對照せよ、而して自ら理義の深蘊に接し、自ら實驗の眞諦に逢着せんか。

三、脊髓筋

脊髓其の質は稍〻腦と等しく、灰白質と白質とより成る、但だ其白質を外表とし、灰白質を中心とせるが故に、其構造は表裏内外全く腦と正反對なり、而して指環の如く中央に大なる孔《アナ》を有せり、謂ゆる椎骨の數重《カサ》なりて柱狀を爲せる者即ち其孔《アナ》の重《カサ》なりて管形に聯絡せる者之れを脊髓管と謂ひ、此管中に貫通し在る灰白色圓柱狀の長繩之を脊髓と謂ふ、此脊髓管の兩側に各一個の小孔《コアナ》を具へ、此兩個の小孔より

三、脊髓筋

三十一對の髓筋を派出し、之れに由つて脊髓釀起の液流を身體に配分す、而して脊髓內容の灰白質は即ち其中樞器官にして其本性は毫も神氣を有せず、其外圍の白質は謂ゆる神經纖維の聚りたる者にして多くの神經細胞を含み、後腦に聯關して全く腦より來るが如くなれども、是等は脊髓其物の眞體には非ずして唯だ其外皮の腦部に連絡して腦性を含有し、腦氣に密係せるに過ぎず、身體各部を分つと雖も元來一身にして同體同生の身心なれば、固より一も單獨孤立の者のある可き筈なく但だ各部天然本性の機能は自ら規劃せられて、毫も亂る可からざる者あることを知らざる可からず、而して後腦に屬する者は即ち小腦及延髓にして、其延髓は小腦と脊髓との中間に位し、腦脊に連通を營みつゝあり、其小腦は延髓の上位に在りて延髓の媒介せる脊髓液の昇流を受取りて腦氣と和合せしめ、心識論の謂ゆる和合識を成生す、されば其和合識の本據は此小腦に在り、然り此和合識問題は本條の主要にあらず、今は專ら脊髓其物の本體本性を究明するに在り。

偖て普通生理學の言ふ所は、脊髓も亦心神作用を有する者とし、謂ゆる脊髓神經なる者を說き、其神經は脊髓より前後二根を以て脊髓管より出て軀幹及四肢內臟等に分布し、其前根は即ち運動神經にして、其後根は即ち知覺神經なりとなす、是れ大なる錯謬なり、脊髓の本性は身體の營養運化を司宰する者にして腦氣の如く心神作用を有する者に非ず、從て其分派に名くるに神經の稱を以てす可き者に非ず、名は實の賓なり、其名稱正しからざれば其實を誤ること多し、宜しく脊髓筋と稱す可し、決して脊髓神經と名く可からず、然り而して脊髓の淵源は後腦及脊腰に在りて其腰部は恰も樹根の如く、其脊背は本幹の如く、後腦は頂心の如し、而して其流派は頸椎より發する者八對、胸椎より發する者十二對、腰椎より起る者五對、薦骨より出る者五對、尾閭骨より一對、總て三十一對をなす、而して此等は四肢及胸腹より全船に纏綿羅織して諸質の精粹を集取し、之を以て身體の滋養運化を營む、故に脊髓は針《ハリ》刺《サシ》の如き小害を受くるも忽ち死を來す、然れば則ち脊髓は唯だ身體の生活を司宰する者にして心神の作用即ち、知覺分辨識力を有せず、其或は知覺作用を有するが如く見ゆる者は、脊髓の外圍たる白質が神經纖維より集り、多くの神經細胞を含有せると、又腦氣より來る所の心神流派が全船に彌蔓し、其微細なる者が脊髓器管の内外に通ずるに由る者にして脊髓自身の本性本體は腦の其れとは全く別異の者なり、其實驗的立證は次條に叙す可し。

脊髓の運動作用、亦た決して運動神經と云ふ可からず、其運動は即ち反射機能なり

反射機能とはゴム球《マリ》を壁《カベ》に打ち付けたる時其球《マリ》の飛び返るは即ち反射作用にして、脊髓の機能も亦然り、身體の一部に刺戟を受くる時、其刺戟が脊髓に達し、灰白質內細胞の媒介に依つて身體の其部に反射運動を起す、此際腦髓は關係せざる故、吾人は知らず識らずの中に其運動を營む、而して筋肉の運動は多く此反射機能に屬す、分泌其他の機能も亦固より反射機能に依つて營まるゝ者なり、此作用に種々の別あり、或は單一の反射あり、或は複雜の者あり、又反射痙攣と稱し其區域廣くして順序なき反射あり、又順序ありて其運動の目的恰も意思より出るが如き者もあり

反射運動に就て彼のプリユーゲル氏は五個の規則を作れり、其第一、反射運動は其刺戟と同側に起る第二、刺戟強き時は他側にも起る、但し同樣の部分、例へば左が足なれば右も亦足なるが如し、第三、反射運動の勢左右異なる時は其刺戟と同側のもの強し、第四、刺戟更に強き時は反射運動は漸々に上方に進む、第五終に延髓に到れば全身の運動を起すものとす、此五個の規則は反射機能を究め得て甚だ妙なり、試

に此規則を再視せよ、脊髓の反射機能は固より腦の關係せざる所なるが故に、毫も意思なくして一定の規律の下に自運自動す、然るに其刺戟非常に强き時は反射運動の區域は追々に擴張せられ漸々に上方に進み、終に延髓即ち腦脊聯絡の媒介者に達するに及んで此に始めて腦氣に交涉せらるゝが故に其全身に運動を起す、脊髓にして若し知覺作用を有する者ならば、其刺戟毎に全身に運動を起す可き筈なるに事實は如上規則の順序に從ひ、物質的反動の其延髓に到るに及び、腦氣に交涉するに至つて此に始めて全身に運動を起すと云ふもの、以て腦脊の體性全く其別異なることを證するに足る可し。

然り而して反射運動の制止作用は全く意思に在り、されど此制止作用は一定の度ありて、若し其度を超ゆる時は意思の力及ばずして反射運動を起す、此に一の注意す可きことは、常に意思に因りて自由に運動を起し得ざる所の器官の反射機能は、復た意思に因りて制止すること能はざる者なり、例へば陰莖勃起、分娩、瞳孔縮張等皆意思の制止すること能はざる者、而して意思は固より腦に在り、故に若し腦を切り取るか又は頭首を切り落すときは制止作用は全く絕えて容易に反射運動を起すことを得、例へば腦を取出したる蛙に就き其背部の外皮を摩擦する時は其度毎にギャーギャーと鳴くが如し、人の身體にも斯る反射運動を見る、殊に其睡眠中又は病疾に疲勞したるときの如き、意思の制止作用弛びて或は動搖し、或は知らず識らずにウナルが如き、催眠術に於ける運動作用の如き、大小便排泄の時の如き、睡眠中に漏出することあるが如きは即ち、其例なり、是等皆な腦の制止作用を減し或は弛緩し休廢したる爲め、獨り脊髓の反射機能盛んなるが故なり、要するに脊髓の反射機能は知覺作用に交渉せず、寧ろ意思に背反する運動を爲す者即ち脊髓固有の機能にして腦の關與せざる者なり、然らば則ち脊髓の中樞作用は生力自然の活動、其他は反射機能の運爲にして腦に於ける心神機用の其れとは全く別異の者なり而して單純なる知覺作用は意思分別計較の作用とは其趣きを異にこそすれ、五官の其れと同様凡て腦心神の系統に出ること勿論にして全く脊髓機能の關與せざる者なるを知る可し。

叙して玆に至れば、脊髓神經の稱は其當を得ざること勿論なり、脊髓は常に諸質の精粋を集持し以て髓液を釀起し三十一對の液筋を分布し身體を滋養するの機關なるが故に、之を脊髓筋又は液筋と呼ぶ可し、若し夫れ反射機能即ち運動作用を起すの故を以て神經の名を得んか、反射機能は脊髓固有の活力即ち生成の作用にして心神の關はらざる所なれば、機能の名既に其實を得たり、何ぞ更に神經の稱を要せん、謂ゆる神經は則ち心神作用を意味す、其名稱正しからざるが故に其實體實性を誤る、若し又世の生理學に於て精神と知覺とは自ら別物ならば、宜しく其別種なる所以を明白にして混淆の誤謬なからんことを期す可きなり、若し又知覺は單一の感覺にして意思識別念想等の作用には非ざるが故に、精神作用に非ずと云はゞ眼耳鼻舌觸等五官作用の其等も亦た精神以外の者とせんや、而も世の生理學は此等五官を以て腦神經の本能と爲す、而して脊髓は別に其中樞を說くに拘らず、其作用の說に於て腦脊異性の區別を泯滅し、之を混視するが如きは、腦脊の其れに於て未だ其精究に達せず、故に謂ゆる神經病、熱病等の病原に暗く、往々人命を誤ることあるなり、豈恐れざる可けんや。

四、交感神經

腦脊兩性の大要を叙し來りて、各其本能を究明したれば、更に歩武を進めて其が異性の實驗を說示し、以つて本論の眞髓を括捉せんとす、吾人の身心作用は則ち心神器官の靈能作用と身體營養の運化作用との二種に外ならず、而して腦髓は即ち心識作用の本源にして脊髓は即ち運化作用の主宰なり、然るに謂ゆる交感神經の一種は脊柱の前兩側に配置し、前顯二者の外に在りて特殊の作用を營むが如く思惟せらる、されど是れ亦全く腦氣より來れる支別の神經に外ならず、蔓延對神經等の支梢が頸胸腹の諸部に於て互に相聚結し、小節を成す者之を神經節と云ひ、其錯綜して網狀を成す者之を神經叢と云ふ、此れより更に幾多の神經を分ち、胸腹の諸臟諸器内外筋膜等の諸部に彌蔓して別域を爲す者、是れ謂ゆる迷走神經なり、而して腦髓は實に諸神經の根本なるが故に、身體諸部の知覺、五官の機用等一も之れに交感せざる者なし、而して脊髓の機能は知覺に關係せず、意思に背反せる運動を營む者なり、而して交感神經は直接には腦及脊髓に連合せず、其中樞は胸部に在りて不隨意筋に動力を與ふる者なり、其腦及脊髓に直接の連合なきは腦氣筋の眼根に入る者の餘派が胸部の筋肉に集叢し、下りて小腹陰器等に至り精水情慾等を釀起するなり。

要するに交感神經は一小中樞の働きを爲す、腦は恰も中央政府の如くなれば、此神經節は恰も郡市役所の如く或る權限內に於て其政務を處理する者なり、然れども其根本的命令は全く腦の中央元府より來る者にして、詮する所は腦氣筋の系統下に屬するなり。

更に一言を要するは小腦なり、腦髓は其主塊の後部に於て一小片を分つ、此小片を名けて小腦と謂ふ、即ち後腦の一部なり、此小腦は延髓の媒介に依りて脊髓孔を下る所の長繩に連り、而して脊髓より上りて浸入し來る所の脊髓液を腦に輸送する者は即ち此小腦にして謂ゆる腦項接續の筋結なり、故に前腦は心神の淵源、後腦の小腦は則ち和合識の元府、而して和合識の說示は前の心識論之を詳叙して餘蘊なければ、讀者の既に了知する所ならん、今は腦脊の本性と其屬性とを究明して、玆に彌、腦脊異性の實驗談に入るの前提と爲す、此實驗談は是れ本論の眞諦なり。

如上の說叙之を要約すれば腦脊二性の辨明に外ならず、さあれ諸般の關係は頗る複雜の論議を要したり、今之を視官に附せんとして圖解を製す、看者試に之を前述に對照して腦脊異性の大經を辨し而して後ち徐ろに行いて本論主の文言に參せよ、而して後ち虛心に本論の妙諦に學び、而して後ち靜かに自ら實驗實詣す可し。

五、腦脊異性の實驗

涅槃經序品曰く、頭爲殿堂心王處中と、故祖山師曾て自家獨得の心識論を演ぶるに佛教中未だ心神腦に在るの顯說を得ず、故に佛頂金剛頂の髻珠額珠等の說を以て心識腦に在るの密意を暗示したる者ならんとの推測を爲せり、然るに偶ま此明文あることを發見し、且つ泰西實驗の學說亦皆な精神腦に在るの定論を見聞し、彌〻以て吾が實驗の誤謬なく臆斷にあらざることを確信し、爾來四十餘年間實查實詣、以て自身に之を眞究精覈し、毫釐の疑滯なきに至りて之を世の識者に公布したる者は即ち本論なり然り而して中古以來の佛徒、心王は肉團蓮華心臟の中に在りと云ひ、又心をむねと訓する等皆支那已來の傳襲に固執して未だ佛說の眞諦に達せず、

腦脊異性圖解

鮮紅示腦氣筋之心性
黄色示脊髓液之體性
腦髓者司知覺識別
脊髓者司生活運化
今圖其大經
至其細微
非圖書所盡

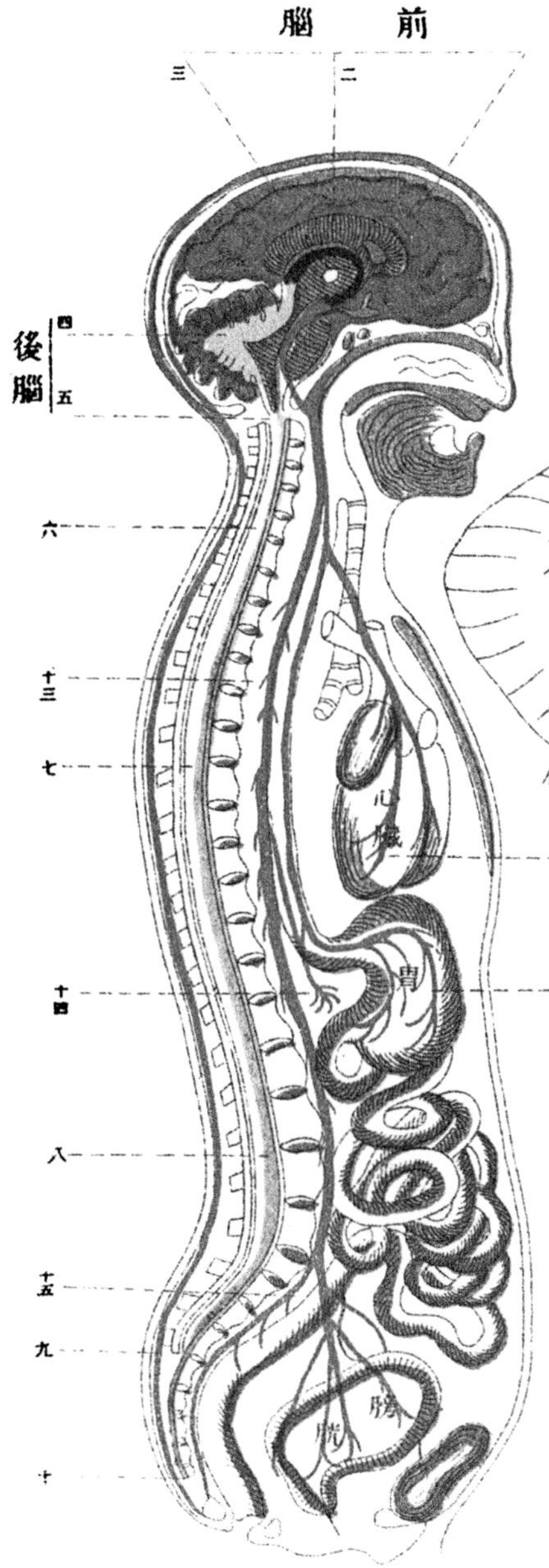

甲

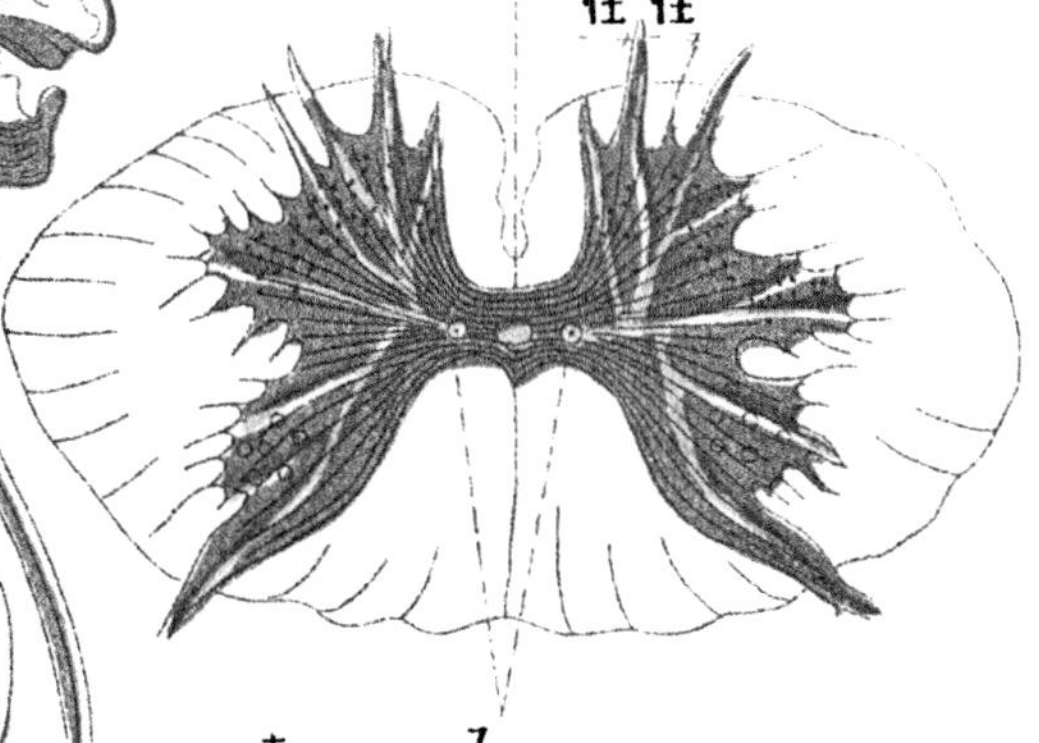

乙

椎骨平面圖、(甲)脊髓管孔(乙)脊柱管孔
腦脊體形圖、(一)大腦(二)胼胝體(三)前腦
(四)小腦(五)延髓(六)脊髓頸椎部(七)脊髓
胸椎部(八)脊髓腰椎部(九)脊髓薦骨部
(十)尾閭骨。(十一)迷走神經心臟枝(十二)迷走
神經胃分枝(十三)交感神經胸部(十四)交感
神經節(十五)交感神經下腹叢

泰西の理學は專ら實驗を旨とし、能く心王居處の殿堂を覬覦することを得たり、但だ惜い哉論主の謂ゆる三心の實體を知ること能はざるは畢竟活ける人間の內觀力に實詣なく、未だ腦脊異性の眞理に暗く、唯た解剖皮相の觀察を以てしたるに由らずんばあらず、今論主の實驗に就て其異性の立證を叙述せん。

或は問ふ、腦は即ち人の心神なるか、曰く腦は人の心神に非ず、乃ち心神所現の器なり以て其思慮行爲を顯はすのみ、初生小孩腦無きは則ち死す、腦少き者は痴なり、四肢五官の知覺、分辨識力の作用、能く古今を記し萬事に應ずる者は悉く是れ腦の主權に歸す、或は問ふ、腦は頭顱の中に在り何ぞ能く渾身に運用あらん、曰く腦は至高に在りて一身の主と爲る、但だ其氣筋分派して繩の如く線の如く絲の如き者、之れが遍身に纏綿羅織し、五官百體皮肉筋骨臟腑內外、處として到らざる無し、以て渾體の運用苟も心氣の含む所、悉く是れ腦の司宰に屬することを知る可し、然り而して心神の性たる至妙淸淨にして明鏡の如く止水の如く、漢來れば漢現じ、胡來れば胡現ず、而して機氣俊敏、識別裁理、毫釐を過またず、然るに其依所の機たる白質純正の腦髓が一朝、外敵即ち脊髓不覺性の釀液の浸入を受け、溷濁粘染の熏體と化し去るに於て至妙淸淨の心性は遂に妄識苦惱の惑性と變じ來るなり。

或は問ふ、脊髓の反射機能も亦一種の知覺作用にはあらずや、曰く豈焉ぞ其れ然らんや、脊髓は全く知覺作用を有せず、乃ち身體の生養滋殖を司宰するの機なり、以て其生活運化を遂ぐるのみ、故に脊髓若し針刺の如き細微の傷害を受くるも忽ち死を免れず、其が反射機能の作用は生力自然の運動にして常に心神意識の反對に出で、意思制止の作用僅かに弛緩すれば獨り自ら其運動を擅まにする者なり、或は問ふ、凡そ生物の生活を遂ぐる者は必ず多少の知覺作用を有す可し、苟も有機體の其れならば動植皆心氣あらん、覺不覺は唯だ其多少の程度論にあらずや、曰く有機と無機との區別は決して心神の有無に關せず、但だ有機體は所謂類化作用を有すれども無機體には此作用無し、然り類化作用是れ有機體の特性のみ、而して植物亦多少の心氣ありとするも、其心氣を含むの故を以て生力と心神とは同性同用なりと爲す可からず、又同一視す可きに非ず、動植物にして苟も心神所現の機質即ち腦性組織の細胞纎維を含有する者は則ち或は多少の心氣を含有す可きも、其は矢張り心神の屬性にして脊髓性の其れにあらず、凡そ心神は動物體中に顯現して識別を性とし、植物性の生力とは自ら種を異にす、故に生力盛んにして心神なき者は草木を始めとし、或は動物の一種にして彼の剝列編《ポレーペン》の如きは腦髓なく心神なく、唯た生力のみありて長育活動す、人間も亦癇卒厥睡痱の類に於ては辨識なくして生活し手脚の頑痲不遂せる局部も、知覺感動なくして保生し、齒髮爪骨靭帶等は辨識觸覺なしと雖も長生して形質を保全するにあらずや、以て心神と生力とは自ら其性質を異にし決して混視す可からざるの理を解す可し。

之を要約すれば脊髓の作用は、總て身體の生養運化を司宰し、腦氣の性能は總て知覺識力の統監にして腦脊二者の本性は全く別異の者なりと云ふに歸結す、然れども之れを實際に辨識するは死屍解剖の憶測又は單一皮相なる動物の試驗を以て成効すべきにあらず、活ける人間が內觀の定力に由つて腦脊交涉の接路を斷絕し遍身の妄識即ち和合心を除盡したる結果に觀るにあらざれば明瞭なり難し、本論主坦山翁、觀察研究數十年、之を斷絕除盡して餘りなきに至る、而して毫も生養を妨ぐること無きのみならず、躰軀益々肥壯にして健康無恙、識力彌々明敏を加へて心機活達、牛飲斗酒を浴びて駒々又便々、七十の老眼鏡器を假らずして細微を分く、意氣俊敏、閑吟秋野に歩し、冷笑春筵に坐す、恰も長空に游泳するが如し、而して末後の一段、些の病徴を見ずして衆醫を愕かしめ、最後の一句謂ゆる拙偈即刻臨終敢報の自裁は能く平生の持說を立證したるものと謂ふ可し、世の身心以外漫りに高遠を談じて心意識智の依所をも知らざる盲修暗證の禪客、荒誕無稽徒らに空理を論じて正念眞覺の本據をも辨せざる耳食名義の敎徒が、實際妙樂の道を蔽塞し、大覺至聖をして兒主妄魁と爲らしむる者は、如上の眞理に實詣なきに由る、豈猛省せざらんや、今左に本論の全編を拈出す、靜坐精究其眞諦に參じて實詣する所あれ、論に曰く

我佛法ノ敎理ニ依テ人體身心ニ於テ一大事件ヲ發明セリ、尙敢テ自ラ是トセズ以テ普ク十方ノ碩學大德ニ問質告知セント欲ス、夫レ我佛家ノ說、心識三種ノ別アリ、一ハ靈覺淨智ノ眞心、二ハ集造執持ノ心體、三ハ念想思量ノ情識也、此理ニ依テ觀察研究數十年其實體ヲ發明セリ、是ニ於テ醫家偏行ノ書ヲ閱スルニ一ノ大錯アリ、所謂頭腦ヲ以テ心識神魂ノ本原ト爲スハ確論ト謂フ可シ、脊髓ヲ以テ腦ト同性同用ト爲スハ非也、蓋シ頭腦ハ靈覺心識ノ本原ニシテ九對ノ筋ヲ起シ聞見覺知應動記識ノ妙用ヲ具フ、脊髓ハ集造執時ノ心體ニシテ覺知ヲ具セズ、三十

一對ノ筋液ヲ醪起シ全身ヲ生養補益ス、此二種ノ筋全身ヲ羅織スルガ故ニ分辨シ難キノミ、且ツ腦ヨリ起ル所ノ九對ノ筋ハ脊髓液腦中ニ流入シ、腦氣ニ和合シテ起ス所ナルガ故ニ、佛家ニ此ヲ和合識ト名ク、此心識通身ニ偏行スルガ故ニ、庸人ノ身體ニ純覺淨智ナシ、故ニ佛家ニ此ヲ觀察學斷シテ念想思量ノ心識ヲ滅盡スル時ハ純覺眞心ノ體顯現ス、其學斷ノ法ハ佛家ノ專務ナレバ之ヲ略ス、今唯和合心ノ心體ヨリ起ル所ノ病原ヲ論ジテ確證トス。

熱病、瘧疾、頭痛、勞瘵、癪痛、脚氣、

夫レ腦中ニ流入スル所ノ脊髓液腦氣ト和合シテ諸部ニ流行シ、其廢液身外ニ泄除シテ滯碍ナキハ健康無恙ノ身體トス、若シ通身ニ滯碍スル者一時ニ發動スレバ熱病ト爲リ、其勢稍々弱ナレバ瘧疾ト爲リ、腦中ニ滯碍スレバ頭痛ヲ起シ、胸腹ニ滯結スレバ癪痛ト爲リ、肺中ニ滯壅スレバ勞瘵ト爲リ、脚部ニ滯腫スレバ脚氣ト名ク、是レ皆同因ニシテ其所部ニ隨テ異相ヲ現スル者也。

大凡ソ西洋人體ノ說、二千年來解剖究理ノ實驗ヲ以テ立スル所、予唯佛敎內觀ノ說ニ依テ之ヲ破セントト欲セバ恐クハ人信シ難タカラン、故ニ予又實驗親證數件ヲ擧テ効據トス。

予初メ定力ニ由テ腹部ノ心識ヲ斷スル時、頭面胸臆心識ノ部ハ暴漲溢滿ヲ覺エ胸部ノ心識ヲ斷スル時、胸腹ノ部ハ空淨ニシテ頭面ノ部ハ暴漲シ、腦部ノ心識ヲ斷スル時、頭面胸腹ノ部ハ皆空淨ニシテ後腦及脊髓液流行ノ部ハ暴漲ヲ覺ユ是レ一證也。

又腦項接續ノ路ヲ斷ズル時、腦胸腹ノ部ハ念想思量皆空淨ス、若シ脊髓ハ腦ノ同體支末ナラバ、九對ノ部ハ皆暴漲スベシ、今之レニ反ス是レ二證也。

且夫レ腦項ノ接續ヲ斷ズトハ、精妙如實ノ觀智ト勇猛剛强ノ定力トニ由テ、項脊ヨリ腦髓ニ蔓延スルノ筋、脫然トシテ拔出スル也、而ルニ脊腰ハ毫釐モ動搖セズ但タ腦ニ輸送スル所ノ脊髓液轉シテ別處ニ流行スルノミ、是レ即チ執持ノ心體ハ脊腰ヲ根元トシ、腦ハ其支末ナルコト顯然タリ、然レドモ項脊ヨリ起リテ腦中ニ蔓延スルノ筋ハ一條二條ニ非ス、故ニ此ヲ拔出スルハ一大難事トス、善師ニ逢ハザレバ種々ノ心病ヲ發スルコト多シ、若シ脊髓ハ腦ノ支末ナラバ其接路ヲ斷セバ三十一對ノ部枯渴スベシ、而ルニ其接路斷ズル時、脊髓液流行ノ部ハ皆煩悶ヲ覺エ、後却テ滋蔓肥壯ヲ加フ是レ三證也。

大凡ソ佛家心識ノ法義、至妙至精而シテ其部位ヲ詳說セザルハ一ノ缺典ト謂フ可シ、西洋ノ理學內外皆實驗ニ出ツ而シテ心識ノ一事ニ於テ其本末ヲ誤ル、豈各一得一失アリト謂ハザルヲ得ンヤ。

以上は是れ其全提なり、渾編の理義、簡明直截、些の粉飾を施さず、以て參す可く、以て究む可し、焉ぞ復た加ふるを要せんや、今敢て蛇足を書かんと欲す、詞藻愈〻繁くして眞義益〻遠きに隔つの虞れなきに非ず、ざあれ一たび論主に就て親參實修を經たる者にあらずんば其眞諦を得るに難からんか、著者僅かに本師の鞭影に逢ふ、而して未だ全く痛痕身に徹するに至らずと雖も、初心の者の爲めに聊か婆說を試むるも亦た師の爲めに涓滴の報謝たらずんばあらず。

靈覺淨智の眞心とは即ち腦の殿堂に處する所の心王是れなり、集造執持の心體とは即ち脊髓不覺の釀液にて、之れが諸質の精粹を聚取し、身體を造起し、又執持して壞爛に歸せざらしむる者、西醫の所謂生力なる者是れなり、念慮思量の情識とは即ち心意識又は妄心煩惱識等の名ありて、前顯二心の和合より成る者にして、細には無明と稱す即ち腦脊交渉して混濁粘染、無明を薫起す、所謂無明とは暗昏痴疑の迷相なり、此心固より自體無きを以て斷盡することを得、其斷盡とは和合を解除して各其本性に歸復せしむるをいふ、乃ち定力に由て腹部の心識を斷すと云ふ、凡そ斷とは知覺眞心の本體を斷するには非ず、所謂和合識の身體に流行する者を斷するの意なり、涅槃經の所謂先づ定を以て動き、後に智を以て拔く者是れ謂ゆる無明滅するが故に動相即ち滅す、心體滅に非ずと是れなり、定力とは佛法の惑障を斷ずる方法に名く、項脊より腦髓に蔓延するの筋脫然として拔出すとは起信論に一念相應の慧を以て頓に無明根を拔くと謂ふ者是れなり、又腦に輸送する所の脊髓液轉じて別處に流行すとは定力を以て腦に浸入する所の脊髓液を拒絶すれば、其腦に浸染して和合識を成す可き脊髓液は自己固有の機能たる身體生養の本務を營む可く、腦氣以外の身處に轉流して筋肉滋殖の作用を遂ぐ可しとの意義に外ならず而して若し脊髓は腦の支末ならば其接路を斷せば卅一對の部枯渇す可しとは、世の生理學に於て脊髓を混視し、脊髓も亦腦氣と同性同用の如く知覺作用のある者となし、脊髓其本源は腦より來るが如く論ずるを以て、若し脊髓が腦より出づる所の支末ならば其腦脊交涉の接路を斷絕せば、脊髓其れ自身の梢派たる三十一對の部所は皆其中樞即ち源據を失して忽ち枯死し、身體の生養頓に遏む可きなり、然るに事實は之れに反して營養運化の作用は却て其本務に活動を現はすの實際に徵せば、腦脊の兩性は全く別異にして但だ且く混淆和合の交會を爲し、妄識無明の一子を產出せるに過ぎずと云ふに在り、而して古來の佛徒は强ち高遠を談じ、吾人身心の上に其部位を詳說せざるが故に修證に錯謬多く、泰西の理學內外皆實驗に出づと雖も、心識の一事に於て其本末を誤り、腦脊の異性即ち覺不覺の實體眞性を知らざるは惜む可し、和合妄識は吾人が無始刧來生死の本にして初生の當時より皆此和合識に由つて運爲しつゝありと雖も、一たび瞿曇の開發に値ふて之を學斷するの妙術を知り、法の如く修習せば此和合識は元來自體無きが故に、終に之を斷盡して眞淨界の聖域に達することを得べし、佛法元來空理に非ず、さるを所謂其高きこと大學に過ぎ而して實なし等の譏謗を招くものは實に是れ學佛徒の罪過なり、本論主之れが誘罪を償はんとして萬死を顧みざる者向來の徒豈猛省一番せざらや。

ん論主曾て醫學を兼修す、故に其病原を論ずるや、內觀法と相俟つて亦甚だ適切簡明なり。而して論中の病名を擧ぐるが如きは全く通俗解し易きを旨とし且つ唯だ其大綱を取つて其他の類性を省略したるなり、而して是等の詳說は次章の惑病同體論にたて究明するの便なるを知る、宜しく行きて斯數に參す可し。

第五章　惑病同體論

一、惑體

生也幻幻、死也幻幻、カセギても食《ク》ひ、カセガでも食《ク》ふ、空空寂寂の夢の世の中、迷ひもなく、悟りもなし、さるを強て迷はざらんと分別し、敢て悟らんと焦心す、抑も是れ惑相なり、生れて五尺の形骸、死して一片の雲煙、厭はずとも死し、欣ばすとも生る、生死元來思案の外なり、さるを煩悶厭ふて死し、執愛欣びて生る、蓋し是れ惑性なり、宇宙は廣く萬物は夥し、而して吾人も亦一小天地なり、此一小天地詮じ來れば色心の二法に外ならず、五蘊皆空なりと聞けるも、色蘊現に一身を持し、一心の四蘊依然として有り、即ち是れ惑體なり、然り而して色蘊不調此れを病患と謂ひ、心蘊和合此れを惑障と謂ふ、今夫れ惑の體性を究めんと欲す、且く左の條文に看よ。

般若心經に曰く、五蘊皆空なりと照見すれば一切の苦厄を度すと、肉身は即ち色の一蘊にして、惑心は即ち受想行識の四蘊なり、此五蘊元來空なりと徹證すれば法身般若の體性に契ふ、抑も色蘊とは吾人の肉體を始め、天地萬物凡そ形象あり色相ある物は皆此色蘊に攝す、乃ち蘊は集持の義なり、著者は前の心識論に於て物象界の起原を論明せり、其物象は即ち此色蘊なり、色蘊元來宇宙間の一大勢力の波動に於ける假相に過ぎず、引き寄せて結べば芝の菴なり、解くれば元の野原なりけり、之を心經には色即是空と云ふ、此理を照見すれば萬法は各法位に住して世間の相は常住なり、之を心經には空即是色と云ふ、然るに此空間の假相即ち大勢力波動の現象に執着して貪瞋煩惱の心象と化し來る者之を惑體と謂ふ、此惑體は即ち色蘊を離れず、即ち物象の上に顯現する所の心象なり。

其心象の第一を受蘊と謂ふ、受は納領を義とし、物を受け納るをいふ、眼耳鼻舌觸の五根は、物象の總てを受納す、而して其受領する所の物上に於て取捨を分別し、其取捨の上に苦樂顛倒の作用を起すもの之を第二の想蘊と謂ふ、想は思惟を義とし、即ち彼れを思ひ、此れを惟ふて已まず、爰に迷惑を生して終に妄想となる、妄は虚妄にして實無き者、有るに似て心象に浮ぶ、吾人の心中に於ける日々夜々の妄想即ち是れなり、晝は即ち幻となりて貪瞋癡慢に煩悶し、夜は即ち夢となりて執愛、憂悲に愁惱す、無始久遠の生死、千百億の世界、皆此妄想より起る、而して妄想元來實にあらざるが故に、時々刻々暫くも常態なし、刹那に忽生し刹那に滅却す、此生滅の心象之を第三の行蘊と謂ふ、行は遷流を義とし、心念の遷り變るを云ふ、諸行は無常にして是れ生死の法なり、圓覺經に曰く雲速なれば月運び、船行けば岸遷ると、心念の生滅は即ち萬法の生滅なり、常住法性の眞體は本より生滅に非ずと雖も、此行蘊の遷流が三界生滅を現ずるなり、天地森羅萬象と見るは此心念の影像に外ならず、金剛經に曰く三世心不可得と、法華經に曰く諸法實相と、是れ表裏の言説のみ、三世心不可得なるが故に諸法實相なり、諸法實相なるが故に三世心不可得なり、一心の本體より之を見れば眞に本來無一物にして一塵を立せず、諸佛も無く、衆生も無し、古今に非ず、天地に非ず、自にあらず、他にあらず、法界平等一相なり、之を心眞如門と云ふ、萬法の實相より之を見れば、天地日月其位を分ち、森羅萬象其品を異にし、花は年々に紅に、柳は歳々綠なり、鶴は長く、鴨は短し、諸佛あり、衆生あり、青黄赤白方圓寛狹あり、法住法位差別あり、之を心生滅門と云ふ、而して此心生滅は即ち行蘊に相當す、然り行蘊是れ那裡よりか起る、楞嚴經に曰く清淨本然云何忽生山河大地と、忽生之を第四の識蘊と謂ふ、識は則ち受想行の根基にして即ち覺不覺の和合より起る、細には之を無明と謂ひ、俺には之を煩惱と謂ふ、是れ惑體の本源なり、清淨本然の覺心、不覺無明に依るが故に、識の名を得、旣に識と云ふ、識は差別を義とし、善、惡、無記の三性を具ふ、此三性の事は今敢て煩はしく論釋せず、但だ此に注意す可きは、世の禪客にして纔かに此三性を透脫し、意は晴れたる秋の空の如く凉しく、心は虛空に等しくして法界胸の中に在るが如く覺ゆる時、打成一片と云ひ、一色邊と唱へ、大死底の人と叫び、我れは本來の面目を得たり、彼れは本分の田地に到れり、佛に見え、神に接せりと爲し、釋迦來也三十捧、達磨來也洗足了と、盡天盡地に第二人なきの思ひを爲す、如斯なる時を此識蘊といふ、楞嚴經に湛入合湛は識の邊際なりと說く即ち是なり、古德之を釋して內に幽閑を守る處、そこばくの賢聖を埋沒し了ると、宋儒の所謂喜怒愛樂未發の時に於て此氣象を見る、老子の所謂虛極靜篤も亦唯た此中に在り、設令ひ見聞覺知を滅して內に幽閑を守るも猶是れ法塵分別の影事なり、無始刧來生死の本、癡人は呼て本來人と爲す、實に識蘊は生死の本源、惑體の根據なるを知らざるべからず、楞嚴經に曰く陀那は微細の識なり、習氣暴流すと、其習氣とは即ち此識蘊にして、其暴流とは即ち受想行の三蘊なり、之を一心の四蘊と謂ふ、起信論に三細六麁

五意六染と説くも亦此四蘊の詳釋に過ぎず

要するに蘊の體之を稱して無明と云ひ、無用の流動之を呼て惑體と云ふ、譬へば湖と江河との如し、湖に在りては湖水と名け、江河に在りては江水、河水と名く、名相異なりと雖も水性は不二、而して所謂無明は則ち一種の粘液體にして其質流注、且つ積結性なるが故に、身處に滯結すれば則ち疾病を發し、心地に積聚すれば則ち惑障を現はす、其靜や隱乎として測り難く、常に頭腦胸臆の際に潜伏し、其動や忽焉として制し難く、遂に妄迷諸惑の相を發す、何を以てか之を知る、或は危難諸苦に遇ひ、或は見愛、疑慢を發し、又は瞋恚、喜豫、驚駭、悲哀の切なるが如き、自ら其心地を察すれば煩悶惱屈して自在なること能はず、是れ即ち無明の住地なり、而して此無明なる者は不覺の脊髓液が上流して腦氣の覺源に混入和合し、粘濁涵染して釀起する所の者なり、故に一念起滅の地に向ひ、禪定力を以て攝引張弛し、之を放ちて其適く所を視、之を捉へて其窮まる所を察すれば、歴然として其流注積結の狀を知ることを得然るに經論の總てが無明を以て惑障の本と爲し、暗昏癡疑の迷相を説くに拘らず未だ曾て其實體を謂ふ者を見ず、唯だ諸妙覺の後を推して無明の斷滅を説く。豈夫れ慊焉たらずとせんや、獨り坦山老師ありて之を顯明す、傍難を惹起する所以なりと雖も、實驗眞證の結果なれば衆に違ふも亦辯なきを得ず、然り無明の實性旣に之を得たり、惑體自ら瞭然たり。

二、病　原

病理を論ずるは醫學の專門なれども從來の醫の所謂病原とは、眞の病原には非ずして、其病の發生を促がす可き病緣たるに過ぎざるを奈何せん、今其れ眞の病原を究めんと欲せば、單に生理學、物理學、化學等、形而下の自然科學をのみ基礎とせず、哲學、心理學等、形而上學にも依據せざるべからず、而して心性實驗より來る本論は、其病原とす可きは全く內觸に在ることを證明するにあり、されど外觸時處亦固より發病の緣たるに相違なし、例へば外科の病に於ける創傷總ての患害、內科の病に於ける中毒諸性の疾患、諸黴菌の寄生、結核菌の侵襲、寒暑の冒戴より起る諸病、此等は皆外觸時處に由て起る所の病症にして心神內觸に關はらざるが如きも、深く其起因を精究すれば、是等の總てが皆內觸に原因するの事實を知り、其外觸は之れが助縁に外ならざるを知るべし。

抑も人間の身體には自然に疾病を防禦する所の機關を備ふ、血液中には白血球と稱するものありて、其内には血清とて顯微鏡に檢すれば少しく黄色を帶ぶる透明體の物ありて黴菌を破壞するの効力を有するものなり、又其固有の血清にて防遏し得ざる時は人造血清を注射して黴菌の撲滅を計ることあり、而して血液の循環を司る者は心臟及脈管なれども、之を主裁する者は神經即ち精神なり、故に精神に異狀ある時は血液の循環に障碍を來たすを以て、直ちに食慾食味に關し、又は顏色等に變化を顯はすは吾人の日常實驗して知る所なり、例へば甲の神經が興奮すれば脈管が收縮して其内容が狹少となり、血液の含量が減ずるを以て其部に貧血を呈し、乙の神經が興奮すれば脈管開張して多量の血液を注ぎ、其部に充血を呈す、而して喜怒愛樂羞耻等皆腦に含れる精神の感動して、此感動に際し脈管開張神經を興奮すれば顏面等に多量の血液を注ぎ、以て潮紅を起す、恐怖、悲哀等も同しく腦神經の感動にして脈管收縮神經を興奮するを以て顏面等に貧血を呈し、爲めに蒼白色となるが如し、此貧血充血共に身體に重大の變化を起し、其他一顰一笑苟も心神の感動あれば必ず身體に影響す、而して血液循環の通塞は直ちに身體の變化に關し、此變化の良否は直ちに身體の健不健に係る、而して其根基は專ら心神の感動に在りとせば、心神の作用其物は實に健康の礎因たると同時に、又實に萬病の本原なりと謂はざるを得ず、然り而して之を日常の實驗上に照せば彌〻以て其眞理なることを發見す可し。

凡そ人の疾病に罹るや、健全無恙の身體が俄かに疾病を釀すには非ず、外觸、時處の患害も、謂はゆる弱身《ヨハミ》に祟《タヽ》る役《ヤク》病《ベウ》神《カミ》にて、營養不良の結果、若しくは憂鬱或は恐怖神經、心氣の怠慢、貪婬、精神の弛緩、惰弱等に基因し、弱身《ヨハミ》に追込《ツケコ》む侵襲に外ならず、天災地變等に由る避く可からざる不慮の損傷は別として、一般に見る創傷總ての原因は全く心神作用の內觸より來るを見る、折骨裂肉等は單なる結果にして、機械的作用に外ならず、之を統計に徵するに、負傷者の多數は橫着、不注意に基く、是れ卽ち精神の弛緩怠慢に原因す、又一般の疾病は惰弱に基くものにして、興奮勉勵は疾病を擊退するに足る、例へば日露戰爭の前半期、明治三十七年開戰當時に於ける我國民の衛生狀態は大いに見る可き好成蹟を擧げ、出征軍人の戰病者同一數なりしは、實に歐米先進國に對して誇るに足るのみならず內地に於ける一般國民の衛生狀態も同年は各地の開業醫が、軍醫に徵發せられて醫士の數は非常に減少せしに拘らず、町村醫は却て閑散なりしが如きは、國民一同が眼前に祖國の興廢を控へて互に心氣の興奮を來たしたる結果、精神の緊張力が身體を强健ならしめたるに由る、前述の如く人間の身體には自然に疾病を防禦す可き機關の備はるありて、黴菌の撲滅、創傷の防遏等皆天性作用のある在り、故に心神の作用が常に健全にして疾病の原因となる可き、憂鬱、恐怖、怠慢、惰弱、弛緩、貪婬、煩悶、喜豫等の甚たしき變化なき以上は、自ら健全無恙の狀態にある可きなり、之を人間以外の動物に看よ、彼等は外觸時處の點に於て、人間以上の刺戟を受け、其智識の程度甚だ低きが故に、疾病防禦の作用に乏しく、殆んと天性の儘に放過し去るも、人間の如く心神狀態の激變なきを以て、平常一般其健康を維持する點に於て、却て人間に勝ること萬々なり。

人の心神作用、千態萬狀なりと雖も、常人に在りては其境遇の如何に拘らず、憂鬱恐怖、怠慢、惰弱、弛緩、貪婬、煩悶、喜豫等の無き者なし、故に十全健康を以て眞の無病とせば常人の身體は悉く病者に屬す可し、其程度の多少は別問題として、旣に悉く病者に屬すとせば弱身《ヨハミ》に追込《ツメコ》む崇神《タヽリガミ》なる外觸時處の侵襲を受くるは亦已むを得ざるなり、要するに心神內觸は實に疾病の本原にして、他の外觸は其原因を誘發す可き病緣に外ならず、然り而して夫の心神の作用が、何故に憂鬱、恐怖其他の變化を爲し、其病原を釀起するかの問題は、本論の主要とする所なり、請ふ條を更めて具さに之を叙せしめよ。

三、惑病不二

惑體叙し去り、病原述へ來りて、兩性の狀態を說示したれば、彌、進んで兩者の關係を論結せざる可からず、玆に一言を要するは、本論は明治二年、論師が五十一歲の撰に係り、惑病同原論と題せり、然るに明治二十年に至り、同原の原を改めて體と爲し、爾來同體論と唱ふ、蓋し前の腦脊異體の體を更めて性と爲したるに同しく、從來實驗上の實體に於ては固より、毫も替ることなく、但た世の本論に對し其意義を誤錯することなからんことを期したるに過ぎず、然り惑病同體不二、果して何の理由をか存す、論に曰く惑本ハ唯佛氏之ヲ談ズ、病原ハ醫學ノ要門トス、所謂惑本トハ無明也無明ハ覺不覺和合ノ念想ニシテ種々ノ妄知妄見ヲ熏起スルガ故ニ所知障ト名ケ、種々ノ念想煩動惱亂シテ妄智妄業ヲ作爲スルガ故ニ煩惱障ト名ク、此二障ハ千障萬惑ノ根原ナルガ故ニ、無明ヲ惑本ト名クル也、病原トハ身心凝流ノ二體、和平ヲ失スレバ皆之ヲ疾病ト名ク、病學通論ニ云ク、十全健康ヲ以テ眞ノ無病トセバ、今人ノ如キハ悉ク病者ニ屬スベシ、故ニ健康ト疾病トハ較然タル分界ヲ示スヿ能ハズト予曰ク此説尤モ好シ、大凡ソ身心ハ和合ノ所成ナルガ故ニ、過不及偏固アレバ皆疾病トナス、其過不及甚シカラザルヲ暫ク健康トナス、然𪜈世ノ所謂健康ハ惑本無明即チ是レ病原ヲ孕胎スルヲ知ラズ、維摩經ニ曰ク、從《テ》レ癡《ニ》有《レハ》レ愛則《チ》我《カ》病生《ス》ト、故ニ惑本ノ體久キヲ積メバ必ズ疾病ヲ發ス、或ハ怠惰放恣、或ハ思念過勞、皆病縁トナリ、想念凝滯シテ癲疝癇癆等ヲ發スルガ如シ、總テ一切ノ疾病、心思情想ニ關係セザル者ナキヲ以テ知ル可シ、又佛氏斷惑修證ノ失誤ヨリ種々ノ疾病ヲ生ズルコトアリ、但タ世人ハ其實體ニ暗ク、惑病同原ヲ知ル能ハズ、抑モ古人ノ説ニ上醫ハ未病ヲ療ズト云フ、稍々佛氏修證ノ理ニ近シ、予故ニ曰ク諸病ノ本原ハ惑體也、諸惑ノ本體ハ無明也、無明ハ即チ和合業識ノ念想也、是故ニ佛氏一念ノ起動ヲ千惑萬病ノ本原トス、此ニ觀察學斷ノ功夫アリ、信解行證ノ階序アリ、三乘五乘ノ分滿アリ、若シ實ニ無心無念ノ境界ニ至ラバ、身心ハ猶ホ泡影ノ起滅スルガ如ク、迷悟修證ハ夢裡ニ水火ヲ渡ルガ如ク、萬法ハ空華ノ開落ニ異ナルナキノミ。

以上は是れ本論の全文なり、直截簡明、些の粉飾を附けず、然れども前來の無明論、心識論、腦脊異性論等に學び得て此に到らば、通讀一過直ちに其意義を了解す可く、復た多言を要せざるべし、聊か解を附して讀者の練習に資する所あらん。

讀者は前の腦脊異性論に於て學び得たる如く、腦中に流入する所の脊髓液が腦氣と和合し之れが身體の諸部に流行して、其廢液が身外に泄除して滯碍なきは健康無恙の身體とし、若し通身に滯碍する者が一時に發動すれば熱病と爲り、其勢稍〻弱なれば瘧疾と爲り、腦中に滯碍すれば頭痛を起し、胸腹に滯結すれば癪痫と爲り、肺中に滯腫すれば勞瘵と爲り、脚部に滯腫すれば脚氣と名づく、是れ皆同因にして其所部に隨つて異相を現はす者なり、夫の和合の廢液とは即ち脊髓液の上流して腦心源に浸入和合し、其れが粘纏涸濁して惑體を釀起し、之れが腦氣筋に依りて全躳に流動するが故に、吾人の心神上の總ての作用は、暗昏癡疑の迷相を現はし、從て憂欝、恐怖、怠慢、貪婬、惰弱、弛緩、煩悶、喜豫等、有らゆる妄惑の感動と爲り、其一顰一笑が悉く身體の變化を起し、之れが萬病の原因となるのみならず、其廢液の身外に泄除する者の顯著なるは、平常に於て鼻涕粘痰と爲り、其久しく體內に滯壅するもの、或は熱病、或は瘧疾、或は頭痛又は勞瘵、癪痛、脚氣等の性惡なる疾病を發生し、其勢稍々纖弱なる者は、身體各部の機關中に潛伏し、外觸時處の誘介に乘じて忽ち萬病を釀起するなり、凡そ喉肺の粘痰、鼻涕の濃厚、其他の疥癬瘰腫の類此等總ての痰膿は皆是れ和合心の廢退釀泄する所のものにして、病理學上或は痰と膿とを區別することあるも、但だ痰は直ちに廢退する者、膿は既に敗化腐酸せるに由るのみ、別種あるにはあらず。

要するに、心神の妄惑は腦脊和合の溷濁に由りて熏起し、萬病の原因は此妄惑の心的作用に由りて釀成するものなり、果して然らば惑病元來同體不二とす、試みに日常の實驗に看よ、瞋恚、喜豫、驚駭、悲哀の切なるに際し、心悸《ドキ》亢進《タカブリ》し、胸窩俄かにドキドキとして、妄識流動の狀態、歷然として感知せらるゝにあらずや、又去つて萬國の醫論に聽け、精神の過勞は肺癆の誘因となる可く、精神の安逸は肺癆の經過を長からしむと云ふに非ずや、我國を始め萬邦に於ける近世の肺癆患者は醫學の最も進歩せる今日に於て彌〻其の數を增加し來れるの事實は抑も是れ其基因する所なかる可からず、惟ふに人事百般、日に月に複雜より益〻複雜に入り來りて、生存競爭の活劇場裡、人智の進むに從ひて彌〻精神の過勞を來たすは勿論、一切の妄惑、有らゆる煩悶、無限の慾求は、時々刻々に人を誘ふて病原を釀造せしめつゝあり、一方に醫學の進步せると同時に、他方の病原は益〻其の釀起を急ぎつゝあり、おはれ文明は妄惑の進捗なるかな、萬病の本原は惑體なり、諸惑の本體は無明なり、無明は即ち和合業識の念想なり、是故に一念の起動は千惑萬病の原因なり、論師自ら之を觀察學斷して餘りなきを得、氣宇俊敏颯爽、身軀肥壯健全、死に際して毫も病兆を見ず、七十四年雙脚天に朝す、從來佛徒の云ふ所、高遠廣大、空しく名義を談じて其の本體に實詣なく、盲修暗證、猥りに拂拳を弄して其の實性に精究なし、故に所謂禪病なる種々の疾病を發し、或は狂氣怪亂の者あるに至る、憐まざる可けんや、今や惑體を實質に拈示して擷引弛張、之を放ちて其適く所を察し、之を捉へて其窮まる所を知る、而して萬病の本原亦た此惑障にあることを顯明し、身心不二の妙諦を説示せられたり、是に於て斷惑は即ち治病なることを了し、治病は即ち斷惑に在ることを解す可し、然り而して斷惑工夫の一義は最初の無明論に於て、纔かに其端緒を説示したるのみ、爾來心識論以下の諸説に於て心性實驗上の總てを論明したれば、爰には專ら斷惑工夫の要術を詳悉せざる可からず、是れ即ち次章に見る所の老婆新説なり、讀者は去つて愼重に斯説の敎誨に參せざるべからず。

終りに蒞みて一言を要するは、本章の前提に於ける五蘊の意義なり、般若心經の所謂五蘊皆空なりと照見すれば一切の苦厄を度すとは、啻だに心經の文言のみならず、一切の經論皆此意義を説く、而して五蘊即ち色受想行識は、總て心識の上に立てられ、其中の受想行識の四蘊は直接に心的作用を説く者なるを以て、敢て疑問とならず、然るに色の一蘊即ち吾人の肉身を始め天地森羅萬象に於ける諸經論の説示に至つては、尙未だ了解し難き者あらん、唯識論の意義に從へば、物象界即ち吾人の肉身を始め天地森羅萬象は皆是れ唯識の所變にして識作用の相分に過ぎずと謂ひ恰も明鏡に向つて自身の影像を見るが如く、識自身の作用が自身の影像を浮べて、復た自身が之を見るが如くなりと說く、楞伽、起信等の諸說は、水波の喩を以て一心の相狀を謂ふ、詮じ來れば悉く一心の體相用を語るに外ならず、且く色心の二法を立つるも、其實は一心識の說明のみ、今本論の言ふ所亦た畢竟此等の意義に違ふ所なしと雖も、其取扱ひ振りに於て大に古今の理談と異り、實驗上の事實に於て、物象界の事實は飽までも事實として、直接に物質の儘に說示し、物象の儘に究明し、物的作用は飽までも物的作用として、直接に其物質に依て顯明し、心象と物象とを混泯して兩者の分界を沒失するが如きことを爲さざるなり、否啻だに兩者の分界を顯明するのみならず、自身に之を實行して實果を收め得たるなり、故に著者は前述に於て、之を現象本體並行一元論と釋し、純正唯心說と簡別したるなり。

最初無明論以下本章に逮びて、全編の要義玆に其畢りを告げぬ、次章以下亦本論の要趣なりと雖も、其は學者の修養に關する者、故に前示に學得して之を後示に實詣せば、本論師の三昧に嫡嗣することを得んか、敢て學者の奮勵を望む。

第六章　老婆新說

一、禪定力

三分《ノ》光陰二早《ク》過《グ》。靈臺一點《モ》不指《ス》磨《セ》。貪生《リ》逐《チ》日《フテ》區《チ》區《コシ》去《ル》。喚《ヘドモ》不回頭《サ》爭《チ》奈《カ》何《セン》。是れ古哲の感慨なり、吾老師五十餘年の學究、工夫做し盡して只難を知る處、一朝豁然として無何に入る、爾來或は閑吟秋野に歩し、或は冷笑春筵に坐す、固より黃葉を把るに懶く、何ぞ箭弦を挾むに堪へん、さあれ婆情一片、未だ全く灰ならず、眞淨界裡豈獨り自ら樂まんや、是に於てか、倦を扶け燈を挑けて一稿を草す、之を老婆新說と爲す、其說く所全く親言親語に出づ、學者須く愼重に參す可し、初めに禪定の次第に示し、其が實驗の要を言ふ、乃ち曰く

(一)夫《レ》無明和合之識者《ハ》。諸《ノ》大菩薩未能《タ》明《ハ》了《スル》。不覺動起之本源者《ハ》。一切諸佛未顯《タ》說《カニ》之《カ》。故《ナ》學《ニ》者往往謬《テ》解《ス》之《チ》。且《ツ》如《キ》禪徒《ノ》多《ク》以《ハテ》盲修暗證《チ》當《ツ》宗旨《ニ》。予亦《タ》曾《テ》向《テ》胸臆肚裡《ニ》工夫《ス》。其部之心識皆既《ニ》坐斷。雖《𪜈》稍《ゝ》脫《スト》煩惱之麁惑《チ》。未能《ハ》免《ル》微細生滅之動念智障《チ》。又聞《ク》西洋之理學。說《ク》心源在《リト》頭腦之中《ニ》。予乃《チ》放下《シテ》從前《ノ》工夫《チ》。用《ユ》力《チ》腦裡《ニ》。其《ノ》始《メハ》堅確而定力難《シ》及《ビ》。種種工夫稍《ゝ》覺《フ》有《チ》動。

三一、禪定力

増勵心力欲究之。流動變幻如捉汞丸如逐影響。又胸臆頓起非常之妄識。或煩悶或鬱結。予謂此必誤工夫。又退守胸臆。雖然上部覺有淵源。屢進屢退。遂斷其大本。

諸佛未顯の識體、諸菩薩未了の本源、今明かに其説を得たり、旨修暗證を以て宗旨に當つる者、須く精究實詣す可し、凡そ瞋恚、喜豫、驚駭、悲哀の切なるに際し、心悸《ドウキ》亢《タカブリ》進は即ち胸臆肚裡に潜伏せる所の無明和合の識體なり、故に論師嘗て此に向つて定力を用ふ、工夫進むに從ひ其部の心識は皆既に拔除して稍〻煩悶の龜惑を脱すと雖も、未だ微細の妄念を免かるゝことを能はず、依つて從前の工夫を廢し、更に定力を腦底に用ふ、其始めは和合の凝滯堅確にして定力及び難く、種々工夫の結果、漸く動搖を覺ゆ、涅槃經に所謂先づ定を以て動くと即ち是れなり、彌〻定力を勵まして之れを拔除せんと欲すれば、流動變幻して恰も水中に瓢子を捉ふるが如く、空間に影響を逐ふが如し、而して先きに空淨せる所の胸臆部は俄かに非常の妄識を起し、或は煩悶し、或は鬱結を感ず、論師自ら思惟すらく、此れ必ず工夫を誤れるにはあらずやと、乃ち退きて更に先の胸臆を守る、然れども其淵源は必ず腦中に在る可きを覺り、一進一退、工夫做し盡して遂に其大本即ち惑源を斷拔することを得たり禪定工夫の次第は叙述の如し、而して其禪とは靜慮の義にして靜坐鎭念の工夫なり、又定力とは佛法中に於て惑障を斷ずる方法の名にて、即ち一定の身處に心氣力を勵ますをいふ、此方法此工夫に依り、斷惑拔妄の參修を爲す、之を禪定力と云ふ。

二、觀察智

禪者常に言ふ、諸緣を放捨せよ、萬事を休息せよ、乃至心意識の運轉を停め、念想觀の測量を止めよと、蓋し是れ禪の要術なりと雖も、其實際に至つては、思はじと思ふことのみ思はれるが實際にて、靜坐默然之を久うすれば、妄想自ら遏む可しと思ひの外、却て千慮萬感交々湧發し、此れを押へんとすれば彼れに轉じ、彼れを制せんとすれば更に他を加ふ、心猿飛び移る五慾の枝、意馬馳走す六塵の境、焉ぞ料らんや、三年前の美人の容姿今に於て此の靜坐默然の檜舞臺に現はれ來らんとは、如何とも度し難く、濟ひ兼ぬる者は凡夫の妄想惑念なり、是に於てか觀察智の要起る、而して此觀察智は空想を廻らし、空理を尋ぬるの意にあらず、唯た一念起滅の地に向つて、觀察學斷の工夫を凝らすをいふ、涅槃經に所謂先づ定を以て動き、後ち智を以て拔くと即ち是れなり、從來の盲修暗證は前顯の弊患に陷り易し、或は思はん、妄識とは無形の心的作用なり、然るに之を物質の流動體なりとして、恰も醫の肉體の疾病を治療するが如く言ひ爲し、動くの、拔くのと甚だ奇怪千萬ならずや、是れ全く外道の見解にして佛法に非ずと、此れ所謂盲修暗證なる彼等の空見なり、試みに察一察せよ彼等の所謂色蘊なる者は、即ち心識所變の者なりと自ら言ふにあらずや、吾人の肉體が既に心識所變の者ならば、其肉體中の流動物も亦た心識所變の者にあらずや、若し果して心識所變の者ならば、妄識惑體は物質的流動體なりと云ふも、矢張り心識作用より顯はれたる物體其物が妄識惑體なりと云ふ意義になるを以て毫も不思議とするに足らず、其思惟の此に及ばずして、盲修暗證を是れ事とし、却て他を外道視するは、畢竟此觀察智に乏しきに由る、心識と云へば唯だ無形の者とのみ考ひ、所變以後に於ける現象界の事實を事實として其儘に取扱ふことを解せざるは、觀察智に於て欠くる所ありと謂はざるを得ず、兎に角從來の已見を脫して實驗的に工夫し見よ、自ら釋然として發明する所あらん、說に曰く

(二)方知從前之動念煩惱。皆是不覺和合之識相。而非覺心之體性。大凡非堅剛猛利之定

力。不レ能レ斷二和合之識相一。而其定力究二心源一最難。若但斷二胸臆肚裡之煩惱一。而不レ究二心源一。則墮二二乘地一。

工夫做し盡して其本源を斷拔し、五蘊皆空淨の妙境界に到達して回向返照すれば、從前の動念煩惱は皆是れ不覺和合の識相なりしことを了悟し、覺心の體性は如々不動にして明鏡止水の如く、漢來れば漢現はれ、胡來れば胡現はれ、實の如く其實相を照覺して、昏暗癡疑の迷相は既に去つて復た其影像を認めず、恰も昨夢の醒めたるが如くなり、さあれ其の此に到るの工夫は堅剛猛利の定力に由るにあらざれば、和合の妄識を斷盡することを能はず、而して其定力心源を究むるは最も難事なり、若し唯だ胸臆肚裡の龜惑を斷滅するも、心源即ち腦底細微の無明根を拔除するにあらざれば、破然として無何に悟入するの大覺なく、唯だ所謂灰身滅智の二乘地に墮して遁陰忌避の閒道人と化し、獨り纔かに無爲を娯み、依然として鬼窟裡の活計たるを免れず、而して回心向大の菩薩地は未だ夢にだも見ざるとあり、先聖之を稱して聲聞、外道と排擯せられたるも、古今の禪客多くは此坑に墮在し、我れは佛に見えたり、彼れは神に接したりと叫び、盡天盡地に第二人なきの思ひを爲す、是等は盲修暗證、纔かに瞥地の智通を夢みて、入頭の邊境に逍遙しつゝ、悟相の幻覺に魔魅せられたる者なり、矧んや半醒半狂の沒分曉漢たるに於てをや、況んや繋駒伏鼠の似而非道人の如きは素より言ふに足らざるをや、されば胸臆肚裡の雜惑先づ空淨して、腦底稍〻動かば、百尺竿頭更に一歩を進めて衝天の志氣を擧け、所謂智を以て其本源を拔くの勇猛精進こそ、實《ゲ》に參禪の要訣なれ。

三、拖泥帶水

兒を憐れんで醜きを忘るゝは、先聖皆然り、落草の風談、黄葉の方便、和光同塵の攝受も、蓋し皆薩埵の行願なり、論師獨り自ら善くせず、敢て婆說紛紜たるものは實に拖泥帶水の度生に出づ、說に曰く

(三)予愍《ム》世人之不能《ルヲ》信之《ヲ》究《ルコト》之《ヲ》。故《ニ》不厭《ハ》拖泥帶水、婆《ヲ》說紛紜也耳《タルノミ》。雖然《モリト》尚有《ホリ》向上事《ノ》。直須《チニク》問
取《シテ》牛屎馬糞《ニ》始得《メテ》。

論師獨得の卓說、實驗心性の確論、曾て凡流の喜ばざる所、世人の信不信の如きは固より論師自身の得失に關せず、三昧に影響する所なしと雖も、賢聖出世の本懷は濟

度利生の外あらずとせば、論師の一代も亦之れが爲めの施設なり、凡流は知らず、敢て誹謗を試むる者、釋迦、孔、孟、基督の世代亦既に然り、澆季豈凡流の俄かに信ずる所ならんや、さあれ千古不磨の眞理は、因緣時節寂然照著たり、方今世人の實驗を貴び空想を厭ふに至れるも、蓋し亦因緣純熟の時節なるらし、本著の施設も亦此の時宜に應ずる微擧に外ならず。

尙は向上の事に至つては、牛屎馬糞、卽ち無念無想の心地に參取し、含元殿裡の長安に問候して始めて得可し、豈啻だに牛屎馬糞に拘せんや、燈籠露柱も亦可也、山門法堂も亦可也、庭前柏樹子も亦可也、麻三斤可也、乾屎橛可也。佛手可なり、驢脚可なり、手に任かせ、拈し來つて不是あること無し、其用不着なるに至つてや、瞬目揚眉用不着拂拳棒喝用不着、叉手當胸用不着、禮拜用不着、經行用不着、坐作進退一切用不着、復た焉ぞ大乘と說き、小乘と論じ、玄と唱へ、妙と言はんや、向上の事は且く措く、向下の消息奈何が通じ去らん、鉢裡飯、桶裏水、喫茶喫粥、屙屎放尿、鼻齁齁、腹便便、妄塵の纒ふに一任す、復た焉ぞ眞淨界を羨まんや、復た焉ぞ三賢十聖あることを知らんや。

第七章　結論

一、禪定の要訣

上來、無明論、心識論、腦脊異性論、惑病同體論、老婆新說の四論一說は、坦山老翁が一代の學究、悉く是れ實驗上の立談なり、而して前賢未發の創見、古今獨步の卓識、詮し來れば從來の理觀空義を排して實驗實詣に依り、唯心的本體に即して物質的現象の事實を實際に攻究せられたるものなり、而して其要は應病與藥の敎化門に在らずして、禪定工夫の接化門に在り、言ひ換ふれば、菩提樹下の根本的實詣にして、成道以後の開道的垂敎にあらず、由來祖門の要道は、敎外別傳と立憲し、不立文字と唱破して、瞿曇一代の敎說も古聖先賢の玄談も、敢て拘する所にあらず、直截根原、立地見性の活工夫に在り、而して此活工夫は即ち禪定の力に一任し、觀察學斷の智見に由る、古來禪の流弊も亦た一にして足らず、不立文字敎外別傳の下に、或は看話禪、或は默照禪などと唱へ、各〻我見の一派を成して、得たり顏なる野狐禪あり、前者は古人の糟粕を甞めて、其の悟跡に倣ひ之を自身に實現せんと焦せり、後者は眼を蔽ふて殊更に文學を排し强ひて沈默を守りて古哲に默契せんと努む、蓋し皆盲修暗證の沒工夫なり、古哲の語錄公案を瞥見して自究の參照に資すること必ずしも不可なるに非ず、先進の師友に參して實地の推挽を受くるは最も必要なりとす、さあれ先人の語話に泥みて難解の語句を强ひて理會せんと努め、又殊更に耳を掩ひ、眼を閉ちて鎭念を是れ事とし、空しく光陰を度る者、皆是れ盲修の沒工夫にして、未だ禪定の要道に當らず、偶ま幽閑の境に逍遙するが如き者あるも亦是れ暗證の靜慮にして倘ほ是れ法塵分別の影事、識蘊邊際の活計に過ぎず。

若し夫れ禪定の要訣ならば、正身端坐、直ちに一念起滅の地に向つて惑障の本體を根絕するに在り、然り、惑障の本源、無明の體性等の何物なるかは前來の所說に於て既に之を盡し、之れが斷惑の次第も其大要を論述したれば、今は禪定の梗概を敍して、實踐躬行の要訣を說く可し、但だ正身端坐の法式は、先著仙術に於て之を詳述したれば、此には省略す。

定力とは讀て字の如く、心氣力をして一定の部所に在らしめ、此氣力に依つて惑障の流行を拒絕するをいふ、而して其順序は先づ下腹部に定力を込め、其部の空淨す

るに至つて順次上方に工夫を進め、腦項接續の路を絶ち其本源たる腦底を空淨するに已む、其術に曰く

神氣をして下に充たしめ、元氣を氣海丹田に收め、心をして脚頭に在らしむ。

氣海丹田とは、即ち下腹のことなり、此處に定力を込めんには心《コヽロ》持《モチ》にて腰部より兩股に掛けて、神氣力を込むるなり、最初は思ふまゝならねど、漸次慣るゝに從て、神氣は自然に下方に充實す、神氣既に下に充ち來らば、更に進んで元氣を丹田に收むべし、是れも最初は坐して脊柱骨を直立すれば、下腹は却て釣り上りて力弱くなり、容易に力の入らざるを常とす、されど是れ又漸次工夫すれば、自然に腹力を増し來る可し、但だ注意を要するは、最初より力餘り強く度に過ぐれば腸を傷け、或は脈道を絶ち、忽ち疾病を釀すことあり、工夫を誤らざる樣、深く留意を要す、寛急其宜きを得るは各自の自得に由る、又心をして脚頭に在らしむるとは、神氣は頭腦を本源とするが故に、暫くも放過せば、神氣は忽ち頭腦に聚結して、下方は空虚となるを以て、心をして常に脚頭に在らしむるは、定力を放過せざる要心秘訣と知るべし。

麁惑無明、即ち腹部の惑障を斷するは、坦山式禪定の第一歩なり、世の禪客多くは此

初歩に住して第二歩以上を知らず、其腹便々たるに逮んで、既に得たりと爲すは所謂野狐禪なり、爰に下腹部の惑障既に空淨を知らば、更に進で胸臆部に定力を用ふ是れ禪定の第二歩なりとす、胸臆部既に空淨す、若し此處に住して得々たらば所謂二乘地に墮して、唯た鬼窟裡の活計のみ、更に奮勵一番して腦項接續の路を斷し、腦中に蔓延する所の根本無明、即ち微細の惑障筋を悉く拔出し盡すに至らば、豁然として無何に悟入するの妙境界に達す、此處に到らば、先に腦中に輸送する所の脊髓液は轉じて別處に流行し、脊髓の本能たる身體の營養は、完全の作用を爲して皮肉壯健となり、和合の妄識は一切空淨して腦底洗ふが如く、至妙清淨の心性は晃乎として寰宇を照破す可し、是れ之を本來の面目現前すと云ふ。

要するに、無明煩惱即ち惑體妄識は、腦脊和合の流液なるが故に、其流行の部所に定力を込めて之を排除するなり、此に至つて理觀念法は一切不用なり、但だ定力堅剛にして勇猛精進なるを要す、若し定力堅剛なれば敢て鎮念を工夫せずとも、一切の念慮は自然に休息す、而して其斷惑工夫の方法順序は、下腹部の篦より漸次して頭腦の細に到るは、坦山式工夫の要訣なり、斯くの如く脫體露骨に説明し來れば、禪定斷惑の方法も亦恰も醫の圭刀を執つて筋肉の疾病を治療するが如くなり、是故に從來の禪徒が、唯だ理觀を是れ事とし、唯だ鎭念を是れ修習するより考ふれば、坦山式は餘りに、現實的科學的にして容易に信を措き難からんも、實驗眞證の工夫に由りて得たる所の本禪は、實地問題として、自身に之を躬行履踐して始めて得べきなり。

二、自然の結果

坦山式の禪定は、實に前賢未發の創見にして、實驗的眞工夫なり、而して從來の禪徒は盲修暗證、自然に悟入の時を待つ、故に其多くは野狐禪に終り、或は二乘地に墮在する者、滔々たる天下、概ね皆然らざるはなし、或は幽居久しきに亘りて心理上一種の習慣性を造り、磊落不羈無欲脱洒の境界に到達する者ありと雖も、是等の多くは一時心機の鎭靜したるに過ぎざるが故に、若し其境遇を換ふれば、復た忽ち動念して、或は以前に勝る妄迷の甚しき者あるに至る、盲修暗證の弊、到底僞似の悟道たるを免れず、偶ま徹通の人なきに非ずと雖も、此等は唯だ二、三十年、三五十年、專心坐定に覇めて已まざる自然の結果、知らず識らずの間に無明惑障の動流を鎮滅し、其本源を涸渇したるに由るのみ。

同性相衝くの原則、脊髓液流動の旺盛は、同髓液と衝撞漲溢して汎濫を起し、異性相引くの原則、腦氣の鋭敏は益、脊髓液上流和合の縁となる、故に神氣をして下方に充たしむれば、腦氣は自然に散解すると同時に、脊髓液の上流は自然と緩漫となり、又觀察腦底を壓せば、情慾の如き麁煩惱は全く起らず、無明の流行は自然に休息す、古諺に學者は子孫を絕つといふ、蓋し此等の意味ならん、故に禪定に由りて無明根を拔き、悟性を獲得するは靜慮坐斷の力なり、聞法に由りて迷情を脫し、覺性を證得するは觀察學斷の力なり、兩者其一を缺く時は眞箇の承當は得て望むべからず。

要するに、從來の禪徒は惑障其物に由來する所を知らずして、或は坐定、或は聞法の力に一任し、省悟を自然の結果に待つ、而して千百人中の三五は知らず識らずの間に、承當し得る者あり、坦山式の禪定は惑障其物の實體を活捉して、其本據に突貫し、其絕滅に由りて眞淨界に投入するなり、故に勇猛精進工夫を怠らざれば、百人が百人ながら、千人が千人ながら、其工夫を用ひたる部所は、必ず其功果を實にすることを得、兩者其結果に於ては別異なしと雖も、盲修暗證は錯謬多く且つ漠然として、往往奴を認めて郎と爲すの弊患を免れず、之に反して精究實證は直ちに本據を捉へ實地に驗して盲認を許さゞるが故に、確乎として明白なり、永平古佛曰く、身心を決擇するに自ら兩般あり、參師聞法と工夫坐禪となり、聞法は心識を遊化し、坐禪は行證を左右にす、是を以て佛法は一を捨てゝ承當す可からずと、趙州古佛曰く、三十年にして若し會せずんば、老僧が頭を截り將ち去れと、坦山老師曰く、行住坐臥進止動靜に拘らず、秖だ一念起滅の地に向つて攝引張弛、之を放ちて其適く所を視、之を捉へて其窮まる所を察し、其源を斷ずるに及んで覺性常住、應用無邊、即ち是れ無明の脫、之を正覺と謂ひ、之を大悟と稱すと、古聖先賢、異中同しき所あり、千句萬章、空裡の風の如し、獨り坦山老師ありて明白確實、脫體露顯せしむ、學者實詣して烏の雌雄を辨すべし。

三、迷悟の分際

大悟一返、小悟數知れず、相續や大難事、醉《ヨヒ》醒《ザメ》の水、睡《子》後《ザメ》の茶、快は則ち快なりと雖ども未だ以て睡緣を絕つに足らず、未だ以て禁酒の効に及ばず、世を憂しと山に入る人山ながら復た憂き時は、何時地ゆくらん、繫駒伏鼠は先聖既に之を悲めり、且く幽閑を守るも尙ほ是れ法塵分別の影像なり、意は晴れたる秋の空の如く清く、心は虛空に等しくして法界胸中に在るに似たるも、尙ほ是れ識蘊の邊際、擊竹の頓省、桃花の破惑、蓋し皆數知れざるの小悟を倣し盡し、大難事の相續を克くして、最後に大悟一返の妙境に投入したるなる可し。

問はれても言はれぬ梅の香りかな、古來の禪匠が拂拳棒喝の手段、蓋し皆迷悟の分際を實地に驗察するの方便なり、然るに中古以來の所謂善知識、強ひて擬して師となる近今の所謂宗師家、未だ自ら迷悟の分際を知らず、猥りに拂拳を弄し、恣まに棒喝を行し、而して或は自ら頭痛に臥し、或は癪疝に俯し、其甚だしきは肋肺を病みて氣息奄々たる者あり、夜もすがら雲衲を役して肩の凝りを打たせ、脚《アシ》脛《ハギ》を揉ませ、按摩の講說に得々たる者あるに至つては、實に沙汰の限りとやいはん、惑病同體の說既に這般の消息を傳へて、本論の究明せるが如し、是を彼れに參照せば思ひ半ばに過ぐる者あらん。

磊落不羈、之を稱して悟者の班に入れ、恬憺無爲、之を呼んで解脱の人に列す、一簞食一瓢飲、陋巷に處して自ら樂む所あり、耕雲釣月、隨處に吟誦して塵世を忘る、茶禪、俳禪、洒落禪、蓋し皆一種の禪と稱す、是等の習癖は皆唯だ蘊界の分際のみ、未だ以て悟覺の分上となす可からず、死地に臨みて泰然自若、危急に處して從容不亂、是れ果して悟覺の分上なるか、武將が戰頭に立ちて三軍を叱咤するや、豪膽沈毅、是れ平素鍛錬の功に由る、獰奸猛惡の兇漢が殺伐を遂行するや、剛膽不敵、是れ彼れの稟性に出づ、豪膽不敵、沈着剛毅、蓋し皆一種の定と稱す、是等の鍛錬、稟性、皆唯だ蘊界の分際のみ、未だ以て悟覺の分上となす可からず。

如何なる豪膽も、事に臨むの一刹那に於て、必ず心悸《ドウキ》亢進《タカブリ》、胸臆のドキ〳〵と震動するを免かれず、是れ即ち惑障の起滅なり、而して漸く慣るゝに從ひ、鍛錬の功克く沈着に入る、稟性、習癖、亦必ず刹那の動念に於て之を免れず、風流雅客の絶美に接してアット云ふ時、獰奸猛惡が殺氣發動の刹那に於て、胸臆肚裡にムラ〳〵と湧き出づる一念、是れ即ち惑障の起滅なり、而して漸く慣るゝに從ひ、稟性克く犯を遂げ、習癖克く吟を爲す、蓋し是等の總てが動念の一刹那に於ける心悸《ドウキ》亢進《タカブリ》は、蘊界の分際に在りて決して免れ得ざる所なり。

若し夫れ悟覺の分上ならば、磊落不羈、敢て闘する所にあらず、洒落風流、亦敢て係はる所にあらず、但だ轉機の一刹那に於て、安詳として毫も胸臆の動搖なく、心體恰も明鏡止水の萬象を映ずるが如く、漢來れば漢現はれ、胡來れば胡現はれ、而して些の罣碍なきは、蓋し稍〻得たるものあるに庶幾からんか。

孔子曰く、心の欲する所に從つて矩を踰えずと、稍〻轉機の靜妙を得たるが如きも、果して能く其實を得たりや、否、彼れが七十後の消息、尙ほ明かに之を知るに由なきを奈何せん、東西の賢哲、雲の如く叢り、古今の碩德、星の如く連る、而して其實際の落處果して奈何ぞや、凡そ迷悟の分際を明かにするは、唯だ轉機の刹那に在り、其刹那の狀態に於て、苟も一念起滅の罣碍あらば、未だ解脫の眞境にあらず、腦脊和合の識體は、動靜常なく、陰顯期し難し、其本源全く空淨して餘りなきに至るにあらざれば、一切處、一切時、事に臨むの刹那に於て、一念起滅の惑障は到底免れ得べからず、和合識の流動は是れ一種の物質的自然の作用にして、意思の制裁も及ばざる所なり、世を捨てゝ身は無きものと思へども、雪のふる日は、寒くこそあれ、嗚呼寒くこそあれ、此時此際の刹那、果して能く空淨ならば、正に是れ實證の解脱にてあらん、憂きことの猶ほ此上に積もれかし、限りある身の力ためさん、此時此際の消息、果して克く無罣礙ならば、正に是れ眞證の境界にてあらん、迷悟の分際、驗し來ればば洞然として明白なり、學者宜しく含元殿裡、長安に問取して始めて得てん。

禪學心性實驗錄　了

禪學心性實驗錄の後に書す

學說といふ者あり、人及世界の現象を說明せむと擬す、之を是とする者多きときは輙ち眞理を以て自ら居る、之を非とする者漸く進みて、世復た其價値を稱する莫し。然れども事實は居然たり、學說の一榮一落、之を奈何とすることとなし、山は自ら青青、水は自ら流る、學說に籍りて手を實行に着くるや、便あり、不便あり、宜あり、不宜あり、倘し克く最も便宜なる學說を拿へ來る、學說乃ち生命あり。斷惑轉迷は人生の一大實行、禪の修練工夫や蓋しその尤も直截なる者、而して手を着くるの處亦實に多端。故坦山老師、特に生理上の一學說に託して、或は當代の學徒に便宜なる一端的を示す、腦脊異性、惑病同體、之を學說として一是一非する、洵に人間の閑事業たるを妨げず、若し夫れ脚下を遺却するあるか、百世の下亦尙痛棒在り、曰、拙僧即刻臨終敢報。

明治丁未春二月

後學　建部遯吾借識

跋

予が畏友として、予の禪學に於ける師導たる荒木礒天和尙は、曩に仙術の著ありて大いに吾人の修養を援けたり、今復た本著の擧あり、豈和尙の親切を欣ばざらんや、然り而して其腦脊異性及惑病同體の論趣の如きは、今俄に吾人の肯否を斷言するに由なしと雖も、是れ亦一種の學解として後來の精究に資する所なくんば非ず、矧んや名にし負ふ故原坦山禪師の實驗談としての本論、其講述としての本書なるに於てをや、吾人は我醫門の實詣に於て他時異日之れが愼重の批判を試むるの機あらんを待つ、方今禪學の勃興を見るの時に際し、從來の盲修暗證の弊患を打破して實質の開導を主とせらるゝに至つては、實《ゲ》に滿腔の赤誠を捧げて感謝の意を表さざるを得ず、予の今日は專ら自家の本務に盡瘁して未だ全く斯學の蘊奧に參する能はずと雖も、忙中亦必ずしも閑日月なきにあらざるなり、古哲曰く閑時辨得して忙時に用ふることを得んと、予は之を忙時に修得して却て之を閑時に辨應せんことを期せずんばあらず、嗚呼、世の唯だ齷齪として麵《パン》の爲め、將た黃白の爲めにのみ蠢動しつゝある者、聊か試みに斯學に參する所ありて可ならずや、

丁未孟春　　陸軍一等軍醫　橋本傳太郎

明治四十年二月十八日印刷
同四十年二月廿二日發行
同四十年三月四日再版發行
同四十年三月十四日三版發行

（定價金四十錢）

編輯者　荒木礒天

發行者　東京市京橋區築地二丁目卅番地　山中孝之助

印刷者　東京市京橋區築地二丁目卅番地　河本龜之助

印刷所　東京市京橋區築地二丁目廿一番地　株式會社　國光社

發行發賣所　上宮教會出版部　井列堂　東京市京橋區築地二丁目卅番地　山中孝之助

關西賣捌所　大阪市東區南本町四丁目　合資會社　積文社

前永平寺貫主　森田悟由禪師題字
醫學博士　水尾源太郎先生序文
心靈哲學會長　木原鬼佛講述

耳根圓通妙智療法祕錄

心靈哲學會編纂

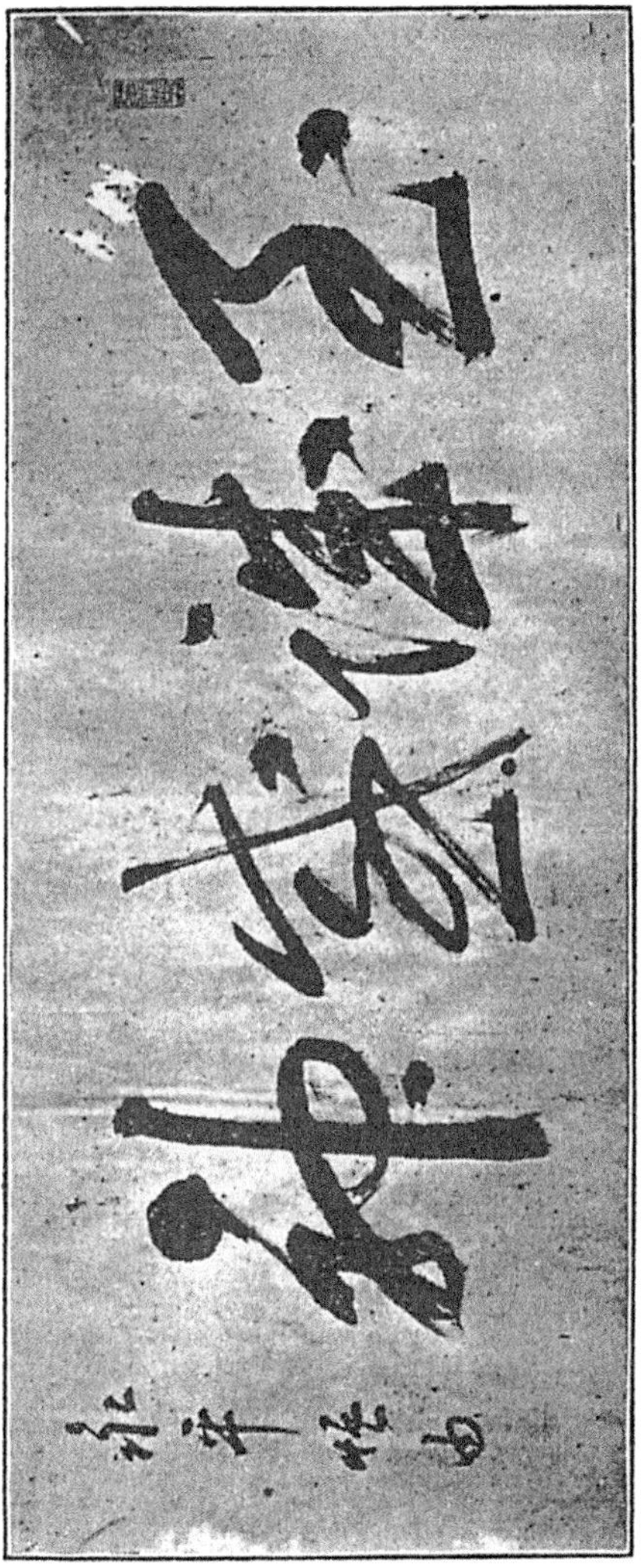

森田悟由禪師

序文

心身相關の理は古人夙に之を唱ふ。大學に曰く「心廣體胖故君子誠其意」と、說者曰く「心に愧なくんば、廣大寛平にして、體常に舒泰なり」と、是れ誠意修身の應効を說ける言なりと雖も擴めて以て心身相關の理を證するに足る、孟子曰く「心を養ふは慾寡きより善きは無し」と、又王陽明曰く「心を養ひ生を養ふもの二道なし」と、貝原益軒の養生訓に此の語を引て曰く「養生の術先づ心法を愼しみ守らざれば行はれ難し、心を靜かにして心を守る道なり、心法を守らざれば養生の術行はれず、故に心を養ひ身を養ふの工夫二なし一なり」と、是養心の訓誡を養生の道に應用したるものなり、心身の二者を保養して人初めて其發育を完全にするを得べし、心性を措て偏に身體を説き、身體を外にして專ら心性を論す、二者其半面を語るものにして全局を蓋ふの見解に非す。

古人が心身相關の説は唯直覺的に感得したるものなり、眞理看破せられたりと雖も、未だ兩端を明かに説示したるものに非ず、近代科學的研究を經て腦髓、脊髓神經系の構造組織と、其官能作用とを說くに至り心身相關の理大に闡明せられ、古人が心を治めて以て身を修め、心身を健にして以て精神を壯にする所以の理此に確證せらる之を實行に驗するに至らは修錬以て腦力を增進すべく以て智能を强健にすべし、誰か此理を疑ふものあらんや鬼佛木原氏弱年の頃より多病嘗て肺患を病み、心靈の研究により治癒するを得てそれより靈界に沒頭し、心靈療法を實究する事十數年、近時に至り倍々其蘊奥を悟了する所あり、今回其祕說を社會に公にせんとす、余此の理を信ずるもの、若しこの法によりて世の病弱者を救濟し心身の煩悶を解脱し得るに至れは、唯其人の幸のみならす社會も亦其利を享くるを得ん。

醫學博士　水尾源太郎

序

歐米の學術は物質的に發達し、人生の活動は肉體の機能の反射作用のみと爲す。この學說は所謂文明國人に尊崇せらるゝものなるが、病は氣より生ずとの千古の斷案を下したる漢法醫法が無學不確實なりと見做さるゝ今日、西洋醫術の治療し能はざる疾病にして却つて漢法の古法によつて完全に治療せらるゝもの少からざる實蹟あるに驚かされたる世人は、今や從來の所信に反し、人間は靈肉二元より成るものかとの念慮を生ずるに至れり。

此時に方りて、惑病同源を說いたる釋迦の名說を實證したる故原坦山師、及び佛祖の病源斷滅の祕法を發見したる原田玄龍師の耳根圓通法に基つきて妙智療法を首唱し、之に據つて醫藥に俟たずして各種疾病を治療するの木原氏の生れたるは實に物質萬能の誤謬を我が國人の腦裏より斷滅する氣運の第一期とも稱すべし。予は疾病治療法として妙智療法の他に卓越せるものなることを、實驗によりて深く信ずるの誇りを有す。同法が滔々として世に行はる、の趨勢あるは洵に人生救濟の道に於て偉大なる進步を得たるものと云ふを憚らず。木原氏の同療法を上梓するを聞き、玆に一言を序す。

長野市權堂町

柴田圭夫

自序

明治維新以來我國に輸入せられたる現代醫學は其後益々隆盛に向ひ、殆ご歐米の其れを凌駕するの有樣なるが、結果は反て國民體力の衰退ご、死亡率の增加を示し、世人は其實際的權威を疑ふに至れり。茲に於てか物質療法の反動ごして、近時種々なる精神療法續出し、世の要求に應ぜんごしつゝあり。其名稱は種々異るご雖も、根本原理は皆大同小異にして、其奏効に至りては世人の非難の聲を聞くこご尠からず。是れ術者の修養の足らざるに起因するものなり。而して現時行はれつゝある精神療法は現代の心理學に基礎を置き、意識作用のみを主ごして精神の本體に至りては說きたる者甚だ少なし。

抑も予は明治三十五年以來心靈の研究に沒頭し、その修養に依りて本源たる妙智力の蘊奥を窮め、これを世の多數病弱者に試むるに、其効果の絶大なる眞に驚嘆に値するものあり。其後耳根圓通法の修行により益々靈能の偉力を認め、專心社會衆生のため盡瘁せんとす。諸氏に於ても本祕錄に依りて專ら修養を積み社會救濟の爲め努力せられんこと切望に堪へず。

從來世に流布されつゝありし精神療法の著書を觀るに、多く哲學及び醫學の項目を藉りて徒らに餘論に流れ、其根本原理に至りては未だ完全に之を述べたるもの稀なり、本書は右に鑑み專ら實修法に重きを置き、冗文を廢してその要點のみを錄し諸氏の實行に便ならしめんとす。一言以て序となす。

松江照眞道場に於て

圈外　木原鬼佛識

凡例

一、耳根圓通法は、自己の心身解脱法であるが、通徹後の修養によつて、之を他人に應用する事が出來る。之れ即ち耳根圓通妙智療法である。

一、予は明治三十五年以來、此の療法によつて、壹萬有餘の病者を救濟し其の奏効の確實にして偉大なるを信ずるが故に耳根圓通法と共に廣く宣傳して社會公益の爲め會員諸氏の應用せられん事を望むのである。

一、本書は平易を旨とし成べく難解の文辭を避けたるが爲め或は平凡に過ぎたるの謗は免れざらんも、要は理論にあらずして、實行にあれば諸君幸に之れを諒せられん事を。

一、會員諸氏の實修に際しての參考に資せんが爲め、予及び會員諸氏の治療實驗成績を附錄として掲載したれば、實行上之れに依つて得る處あれば幸なり。

本會員には、本秘錄を以て耳根圓通妙智療法の秘を開示す。故に本會員は、本書を他人に開披せしめ、又其秘法を褰りに他人へ傳ふるが如き、行爲は、絕對に嚴守するの義務あるものとす

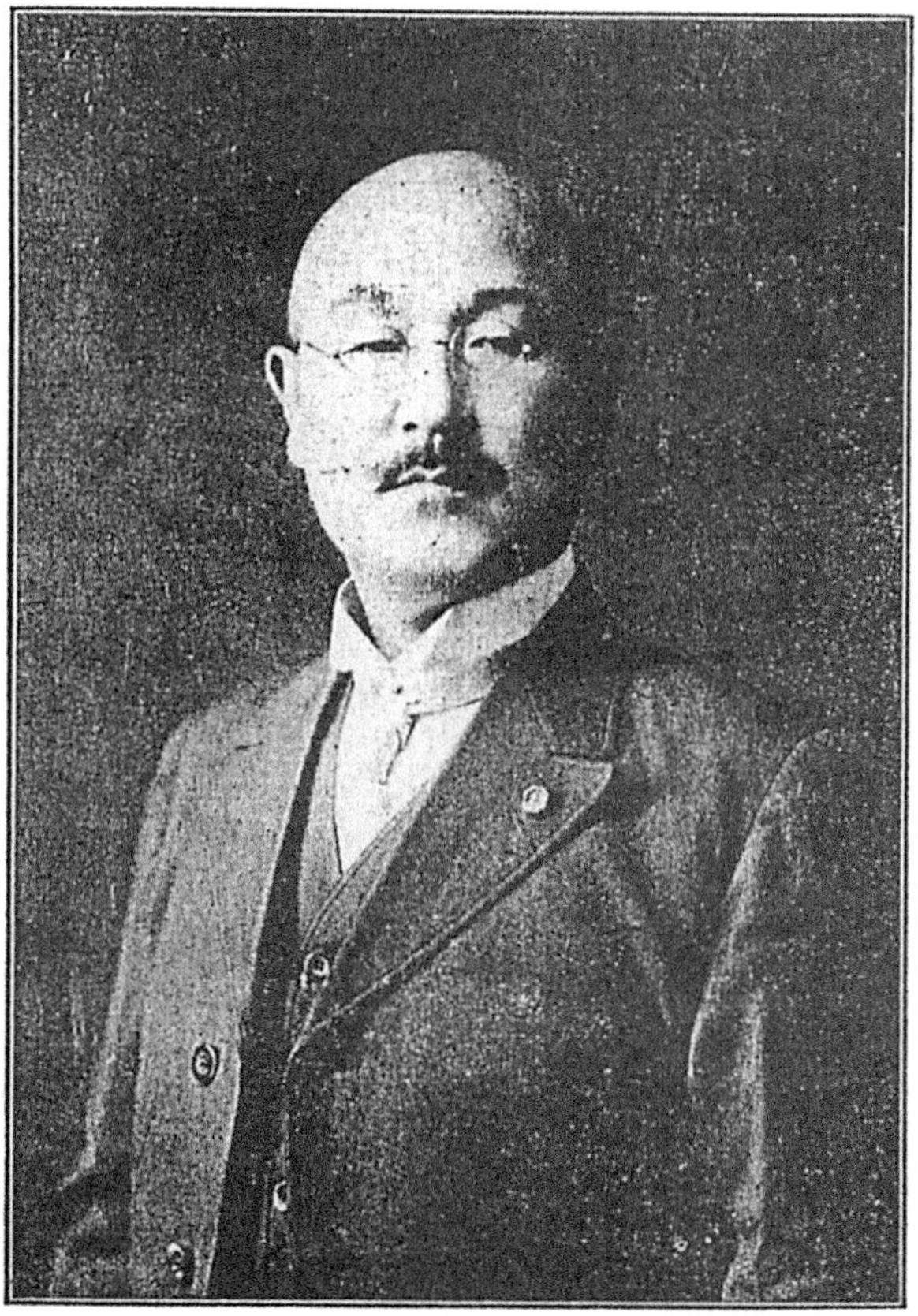

圏外 鬼佛居士

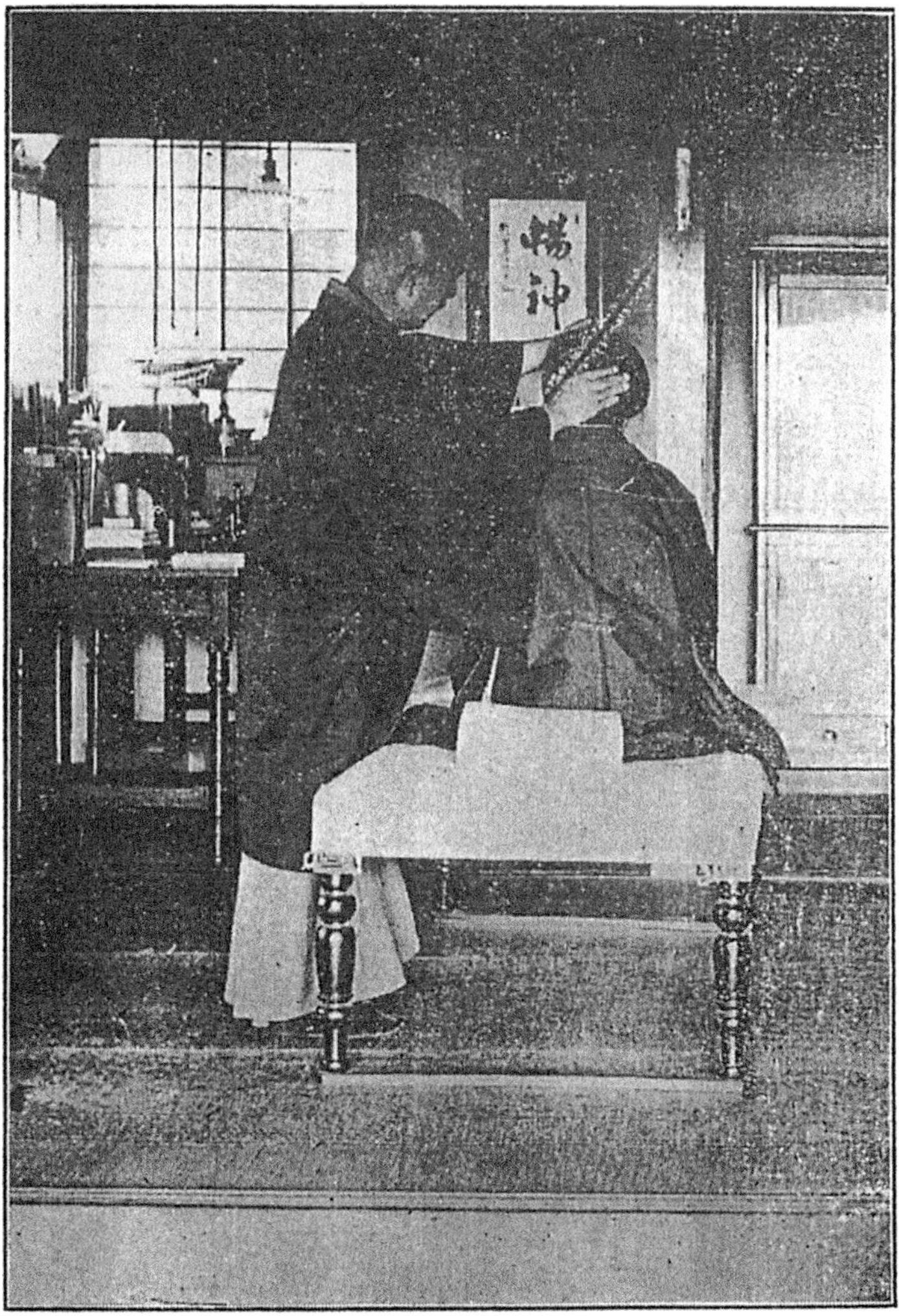

ヒステリーの治療

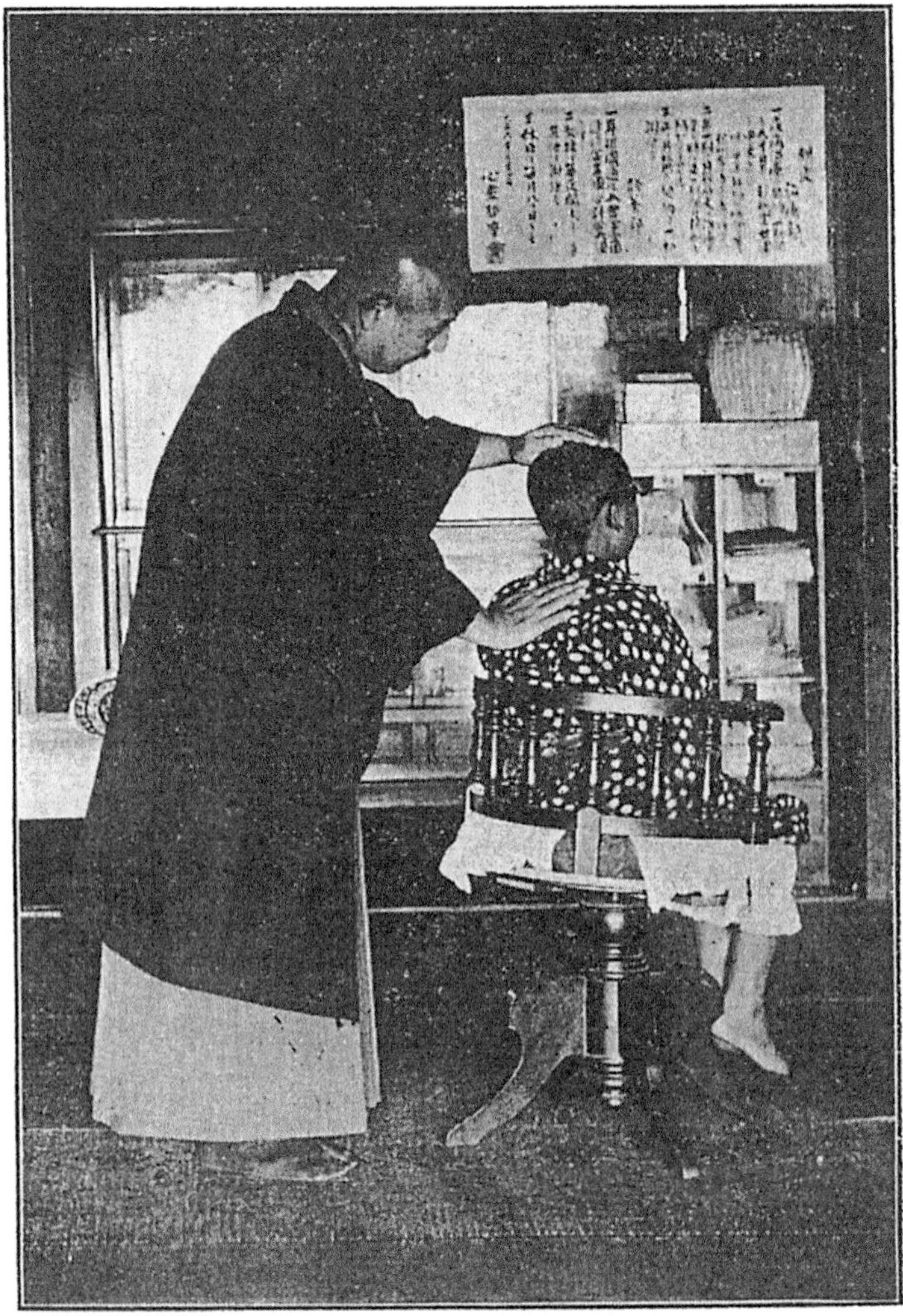

舞踏病の治療

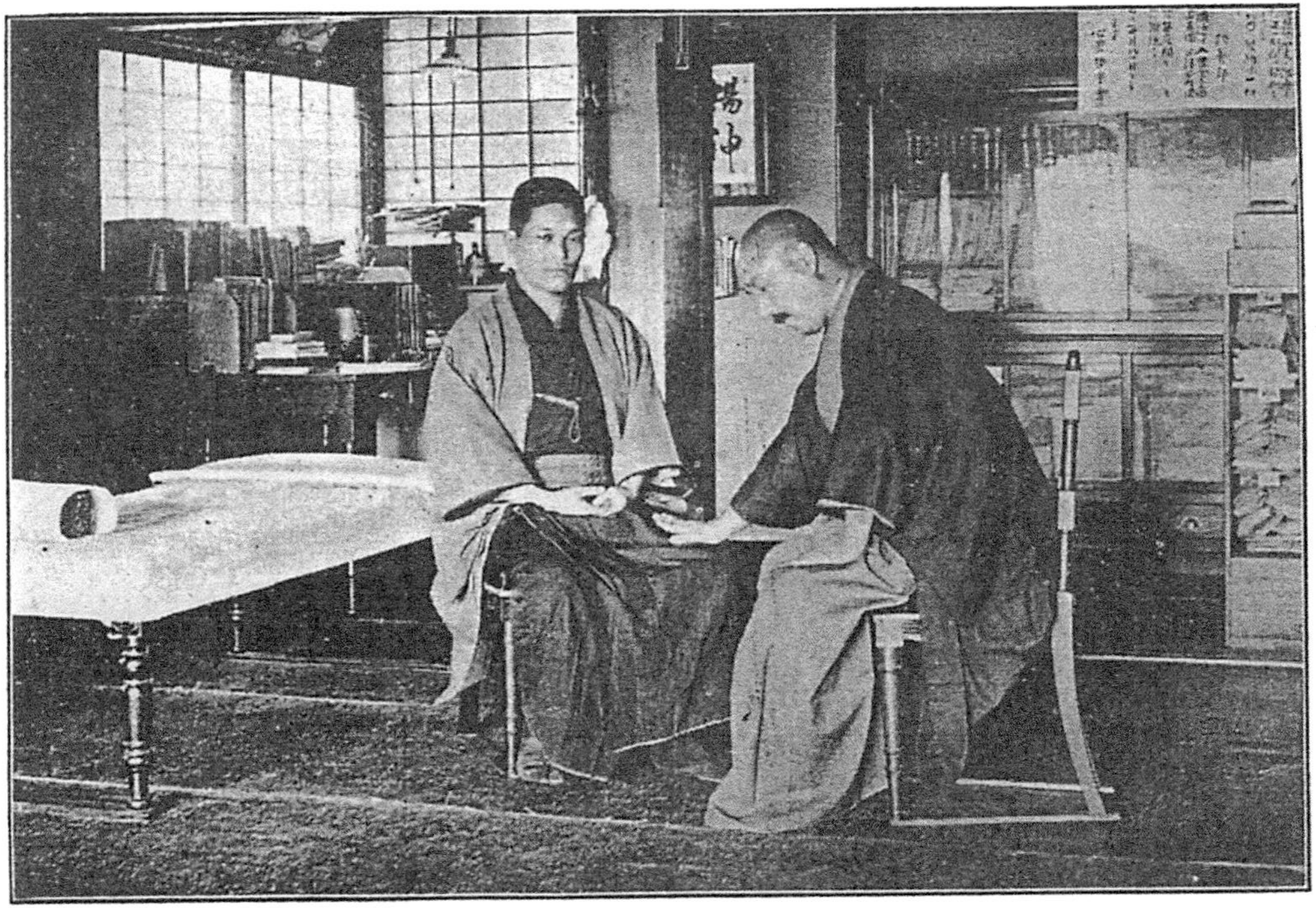

神經痛の治療

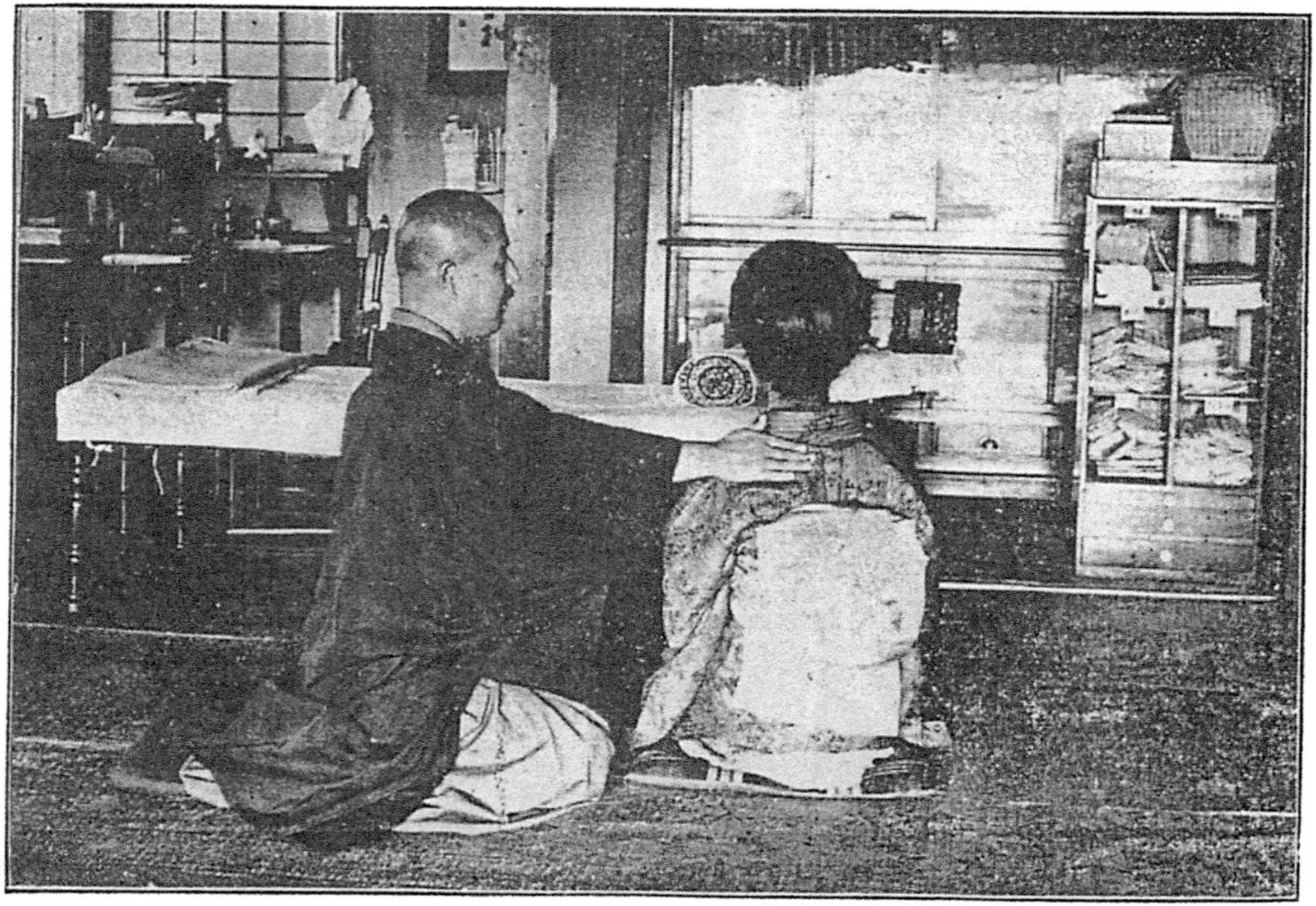

脊髓神經衰弱の治療

耳根圓通妙智療法祕錄目次

耳根圓通妙智療法祕錄目次（終）

附録

治療實驗成績

圓通妙智療法祕錄

木原鬼佛講述
心靈哲學會編纂

第一章　總論

宇宙は一の動力であつて物質は總てその動力の表象である。心靈は即ち宇宙動力の一部分にして、肉體は其觀念の左右する所となつて自由に變化形成するものである。而して偉大なる心靈の力はよく人心に感應し、且つ其精神に靈的確信を與ふる事を得るものである。

昔釋迦如來は其神通力を以て萬病を癒し、耶蘇も亦多くの病者を救濟せられた。是れ全く崇高なる敎祖の心靈が病者の精神に感應して全治せしめたものである。吾々にあつても平素の修養に依つて、宇宙の大心靈と同化したる靈力、即ち妙智力を病者に集注せば、其の精神は靈氣に動かされて遂に病魔を驅逐し安樂の境に至らしむる事が出來る、是れ予の唱導する妙智療法である。

精神と肉體とが如何に密接なる關係を持つてをるかと云ふ事は、今更ら茲に喋々する迄もないが、精神が緊張してをれば全身の細胞も活動し、精神が鈍れば細胞も亦萎縮してその抵抗力を失つて了ふ。自然は吾々人間の病に對する抵抗力即ち戰鬪武器を備へしめてをる、その戰鬪武器を揮ふものは精神力であるから如何なる病氣でも精神の安定を得て强固に保つて居たならば自然に治癒するものである。

近時精神療法が漸く我が醫界に唱へ出されて來たが、從來の醫學は專ら物質の一面に過ぎざる生理的研究のみに耽つて能事終れりとして居たので、今日の藥物療法を見るに至つたのであるが是れ現代醫學の大缺點である。吾々は言ふ迄もなく肉體のみで活くるものではなく、寧ろ精神を主とし、肉體を從として、總ての活動を營むものである。今生理的にのみ據らんとするのは尊き靈性を擲つものであつて、決して其當を得たものと言ふ事は出來ぬ。予は極端なる一派の精神萬能論者の如く藥物療法や機械療法を絕對に斥けるものではないが、精神が主たる以上、その根本たる精神の治療を決して閑却する事は出來ない、予の唱導する妙智療法の必要なる所以玆に存するのである。

第二章　妙智療法の原理

抑も吾人は精神こ肉體こより成る事は今茲に述べる迄もないが、而して此の精神こ肉體は生れたる時には共に玲瓏玉の如きものであつて、何の意志もなく、何の感情もなかつたのである。花を見せられても美を感ぜず、月あるこも明を知らない。然るに月を經、年を閲するに隨つて我あるを知り、喜怒哀樂の諸感情が發達して來るこ共に、智力も意力も出來て肉體は不知不識の間に此の心の支配を受けるのである。これを第二精神顯在意識こ云ふ。此の顯在意識の働きは吾人の一擧手一投足の間に現はれてゐるから、誰も之を認めて居るけれども、他面に於ける第一精神即ち潜在意識なるものを知らない。此の精神は我が肉體方面の榮枯盛衰の外に超脱して宇宙の大精神と冥合しつゝある共通精神であつて、この潜在意識の働きは多く顯在意識の種々なる雜念のために覆はれてその力を發揮する事が少い。耳根圓通法の修行に依つて無明煩惱の解脱を得れば玆に潜在意識の働きは現はれて、宇宙の大心靈と同化し無念の念、無想の想となり、その單一觀念は實に言說の及ばざる猛烈なる勢を以て靈動する、此靈力、卽ち妙智力を他人に施して治病其他に應用する事を妙智療法といふのである。

今日の心理學では心靈の作用を單に自身の肉體にのみ限ると說いてをるが、心靈の活動は其樣な狹義のものでなく自体を動かすと共に自己といふ墻壁を破りてその限界の外に影響するものである。而して其働きは無限遠無限長に擴大して、磅礴せる宇宙の大氣を横斷し、その目的物に達して必ず何等かの反應を呈せしめずんば止まざるものである。玆に至つては距離の遠近なく、兩者が合意的怡悅的で誠心誠意、若し治病の目的であつたならば、患者に生理的の作用を及す事は又容易に首肯され得る事である。これ妙智療法の根本原理であつて一大眞理の存する所である。

予はこれより妙智療法の原理たる(一)感應作用、(二)靈能作用、(三)妙智力に就いて説明を試みやう。

一、感應作用

感應作用とは吾人人類が言語又は動作の媒介を藉らずして、直接に甲の精神が乙に通じ、乙の精神が甲に通ずるを云ふのである今これを具体的に言へば、親ご子が千百里離れて居ながら或る事柄、或る出來事、或る思想を一方に感知せしむる事あるは何人も往々耳にし實驗する所であつて即ち其狀態を云ふのである。

精神の感應作用は種々の方面から說明せられて居るが、玆に甲が乙に對して或る觀念を起さんか、その觀念は如何に微少であらうとも、必ず腦中のある分子に振動を與へて波動を起す、その狀態は恰も空氣の音響を傳ふるが如く、觀念そのものを傳へて對者の精神に感應するのである。この感應作用なるものは單に人類相互間に於て已ならず、人類と一切の生物及び無生物との間に於ても行はれるのである。

二、靈能作用

靈能作用とは感應作用の結果、甲の觀念通りなる變化現象が乙の精神及び肉体の上に顯れ來る事を云ふのである。例へば甲が乙に對して手を擧げさせ樣と觀念すれば乙はその動作をなし、局部に痲痺を起させんとすればその作用を實現し、又或る事柄を思はせ様と思へばその事柄を思ひ起すを云ふのである。

三、妙智力

耳根圓通法によりて精神の統一を得れば、術者の精神裡には自我、小我は絶無となり全く宇宙の大心靈と冥合同化して玆に偉大なる妙智力が顯れて、それが活潑々地の働きをなし遂に病者の身心に生理的變化を與へて完全に治療の目的を達するのである。この妙智力は靈能作用より今一歩進めたる働きをなすものであつて、靈能作用によりて對者の精神を同化せしめたる肉体上の變化を不退轉の狀になすもので。これ卽ち本療法の根本要義である。

第三章　妙智力の養成と術者の人格

妙智力は本療法の骨子であるが、その修養法としては「耳根圓通法」を怠らず努め、通徹の境に達すれば自然此能力を得る事が出來るのである、卽ち常に後腦に定力を入れ、陀那の返流を行へば、頭腦冷靜となり、專思專念單一觀念となつて、その狀態は光明玲瓏とでも言ふべきか、不可稱不可說であつて到底言說に現す事は出來ないから、各自實驗會得するより外はないのである。

又本療法の術者たるべきものは耳根圓通法に依つて身心を鍛練すると共に日常の修養に意を用ひ、品性及び人格上に缺くる處の無きやう充分注意せねばならぬ、品性と人格の有無は治病上に非常なる影響を及ぼすものである。

第四章　施術の方法

一、直接治療

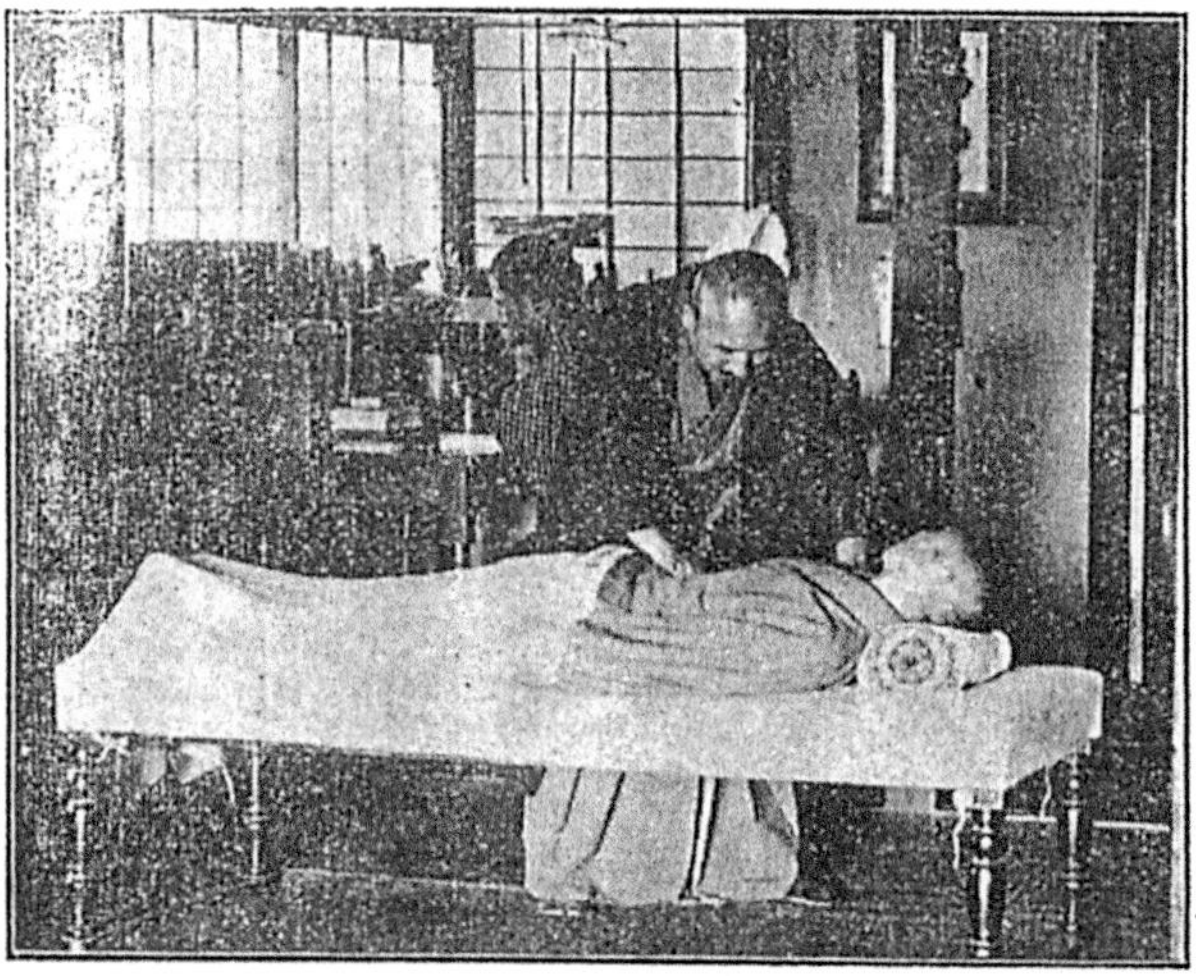

心靈の活動は、時間、空間の制限を受けるものではないから、病者に對し、間接思念するも、直接思念するも、その効は同一なる筈であるが、一般に直接思念する方が成績が良い。一体如何なる患者でも比較的神經が過敏になつて居るから、術者が直接手を當てると病者に大なる慰安を與へるものである。術者先づ病者に對したならば病者をしてなるべく安靜ならしめ、少し坐を進めて、その患部に掌を輕く當て、同時に患者をして術者の目を見るやう注意し、それと同時に術者も患者の目を注視するのである。之れは默想の間に彼方

の精神を統一せしむる手段である。一旦病者に對した時は、決して其の人の地位職業を眼中においてはならぬ。階級を念頭に置く樣では既に靈力に缺陷を生じて居るのであるから、完全な効果を治める事は出來ない。

既に患者の精神統一を認めたならば、術者は耳根に定力を入れて單一觀念となり、除に掌を病者の患部に當てゝ誠心誠意一片の雜念を交へず病根を斷絶すべく思念するのである。一度手を當てたならば決して病者の苦痛を意に介してはならぬ、斯く思念する事三分乃至五分間もすれば、病者は非常に爽快を覺えて安樂な狀態に到るから、この時術者は更らに病者に對し必ず全治すべきを說き聞かすのである。然すれば病者は益々術者を信じ、術被兩者の精神が相互に合同して靈動するから、完全に治病の目的を達する事が出來るのである。

而して予の治療法の特徴として玆に擧ぐべきは脊髓神經を正して其の平衡を保たしむるにあるのである。神經の中心にして平衡を保てば血液の運行も自ら平均を得て其循環も活潑になつて來る。血液の循環が活潑となれば隨つて病根も取除く事が出來るのである。

抑も腦及び脊髓神經は人身総体を支配する中央政府であつて恰も植物に於ける根の如きものである。植物の根より幹なり蔓なりを生じて花を開き實を結ぶが如く一切の機管を指揮命令する全權者である。故にその根を培ひ育てずしては完全なる花實を得る事は出來ない。枝葉の胃腸、肺、心臓のみを攻めて病を癒さうとするのは恰も根を等閑に附して花實を弄るに等しきものであるから凡て疾患は脳及び脊髄神經より癒さねばならぬ。故に妙智療法を施すに當つて局部に思念をなすと共に、脊髄神經に思念を集注する事を忘れてはならぬ。

以上述べたる施術の方法を総括してその要点を摘錄すれば、

一、病者を安靜ならしめ、術者の眼を注視せしむること、

二、術者は耳根に定力を入れて單一觀念となり、掌を輕く病者の患部に當て思念すること、

三、患部の思念終りでより、病者をして伏臥せしめ、脊髄(主に腰部)に今一度思念をなすこと、

四、一回の思念時間は三分乃至五分とし、病の輕重により術者の適宜たること、

注意傳染病患者にあつては直接手を觸るゝことなく布團、又は

衣服の上より思念すること。

遠隔療法

病者が甚しく重患なるか、又は己むを得ざる事情のため術者の許に行きて治療を受け得ざる時に、其病者に思念施術する方法を遠隔療法といふのである。

前にも述べたるが如く、心靈の活動は時間、空間を超越したるものであるから、距離の遠近によりて治療の能不能を來す事はない。之れ術者の普偏的救濟の趣旨に合し、又彼術者にとつても好都合である。

予は多年遠隔療法に就いて種々實驗を重ねて居るが、或る場合によつては反つて直接治療よりも良好の成績を顯す事がある。然しこれには術者の十分なる修養と被術者の信念とが必要である。

卽ち術者に於て眞の單一觀念となりて思念し、被術者に於ては一点の疑念なく必ず治るといふ確信がなくてはならぬ。

この二條件が具備したならば、何十里何百里隔つてゐても遠隔治療に依つて充分なる効果を治める事が出來る。

先づ遠隔治療を受けんとする患者があつたならば、術者はその病名及び疾病發生の年月日、經過、苦痛の個所等詳細に報告せしめ、尙患者の寫眞もあらばその時に送附せしむるがよい。そして治療施行の時間を打ち合せ置き、治療にとりかゝるのである。時間は夜間九時乃至十時前後が最もよく、然し病者の都合によつて適宜に定めてよいのである。

打合の時間になれば術者は正座し、後腦に定力を入れ、雜念妄想を去り單一觀念となつて、寫眞、又は名刺に向つて病狀に應じ思念するのである。

但し被術者へ豫め、其時間には精神を安靜にして、今自分は思念を受けつゝあり、我が疾病は必ず治するものであるとの確信を以て施術を受くるべく注意する事を忘れてはならぬ。この時精神の感應力の強き者は、恰も電流にでも觸れたる樣に感ずるが、その有無に拘らず治療の後には非常に身心の爽快を覺えて安樂の狀態となるものである。かくて日一回と感應は強くなり、數回に及べは。必ず如何なる痼疾も全治する事は、予の斷言して憚らぬ所である

一回の治療の時間は約十分乃至三十分間とし其間數回に思念を施さねばならぬ。尙被術者に附添の看護人あらば、思念の時間内は共に患者に觀念を注いで疾病の治癒を念ぜしむれば一層効果がある。かくて一週間を一期間として、その間の感應の狀態、病氣の

經過等を詳細に報告せしめ、治療期間、施術の方法等の參考に資するのである。

左に遠隔治療の要項を掲げんに

一　遠隔治療希望者には左の申込書式に從ひ、寫眞又は名刺を添へ術者宛申込ましむること。

二　遠隔治療は普通夜間九時乃至十時とし、之を行ふものとす、治療時間は毎夜三十分間とす。

三　打合せの時間に至らば術者は患者の寫眞又は名刺に向つて思念すること。

四　治療時間内は病者に身心を安靜にして必ず治るべきを確信せしむること。

五　一週間を以て一期間とし其結果を報告せしむること。

病歴報知書式

職業、住所、氏名、（年齡）

一　病名
二　發病年月日
三　經過
四　現時の苦痛
1 發熱の有無　2 食慾の如何　3 便通の良否
4 疼痛の如何　5 睡眠の如何　6 其他の病狀

三、間接療法

遠隔療法の外に間接療法と稱するものがある。それは當歳より四五歲に至る小兒にして術者の許に行く能はざる事情ある時、術者は直接にその母又は兄姉の手に思念を施し、歸宅後その手を以て小兒に觀念を凝らすといふのである。然しこれは特別なる場合にのみ用ふるものである。

四、臨床觀念法

術者が治療を施すには、病者の性格と疾病の種類程度により、その方法及び觀念に亦相違する所あらねばならぬ。左に主なる疾病に就いて各その觀念の公案を述べて、諸氏の臨床に際しての參考に供せんとす。

1、感冒

感冒には普通に風邪と稱するものと、流行性感冒卽ちインフルエンザと稱するものとある。普通の感冒はさして恐るゝに足らぬが、インフルエンザは往々餘病を併發して危險に陷る事があるから注意せねばならぬ。これはパイツエル氏の發見せる黴菌の作用によるもので、その病毒は主に鼻から侵して來るものである。本病は季節を選ばず發生するが、矢張り晩秋から冬期にかけてが一番多い樣である。

本病の治療に當つて、熱高い時は、衣服又は布團の上より腹部に手をあてゝ左の觀念を注ぎ、それより額に向つてその思念を繰返すのである。

△熱は退る。喉の痛は去り、痰咳嗽は出なくなる。

△風邪はぬけて治る。

尚注意すべきは高熱の時は一時に解熱すべく思念せずして少しづゝ數囘に思念せねばならぬ。

2、腦病

腦の疾患には、腦充血、腦貧血、腦溢血等種々あるが、最も多いのは腦充血である。之れには急性のものと、持久性即ち慢性のものと二種あつて、急性のものは精神の劇しき興奮又は過勞、暴飲暴食が源因となり慢性の方は其治療を怠り、益々病勢の進むに從ひ之が常習性となるものである。

又此慢性は萎縮腎、腦神經衰弱、ヒステリー等の原因より起る事もあり、常に何となく頭が重かつたり、頭痛がしたり、耳鳴りを起したりするものである。本病の治療法としては後頭部及前頭部に手を當て精神を安靜ならしめて、左の思念をするのである。

△不純なる血液は引下がる、頭重、頭痛、朦朧、眩暈は止みて頭腦は冷靜になる。

又腦貧血には同じく頭部に手を當て、血液の順調に復すべき樣凡て其病症によつて適宜思念するのである。

3、神經衰弱、ヒステリー

本病には急性と慢性とあり、急性は非常なる憂慮、又は過度の勉強の爲め起るもので、その狀態は殆ご痴呆症の如くなつて判斷力記憶力を失ふて了ふのである。慢性は急性より變ずるものと、精神の過勞其他肺結核、梅毒、生殖器の障害等より起るもので、其症狀は多く不眠、倦怠、頭痛、眩暈、悲觀等すべて精神の安定を失つて居るものである。其治療法は最初病者に安心と確信を與ふべく說話し、而して後頭部及び前頭部に掌を輕くあてゝ左の思念を凝らすのである。

△頭腦は冷靜となつて安眠する事が出來る。

△神經は强壯になつて意志は强固になる。

△悲觀は去つて樂觀となる。

△胃腸はよくなつて營養は旺になる。

4、胃腸病

胃腸病は種類甚だ多く、胃加答兒、胃擴張、胃アトニー、胃痙攣、胃病、腸加答兒等其重なるもので原因、症狀に於ては何れも多少の相違あり一々枚擧する事は出來ないが、多くは暴飮暴食より起りその症狀こしては全身に元氣なく、胃部膨滿厭重の感、食慾減退、胃、腸部の疼痛、便秘又は下痢等である、その治療法も病者により適宜の處置を執らなければならぬが何れも掌を其患部に輕く當てゝ左の思念をするのである。

△血液の循環は良くなつて、胃腸は强固になる。

△胃液の分泌は旺になつて、消化は良くなり。

△食慾は進み便通は順調になる。

5、肋膜炎

肋膜炎は等閑に附すれば肺を侵すに至るもので初期に於て充分注意せねばならぬ。その原因は多くの場合感冒より來るものであつて、本病を分つて乾性と濕性との二種とす。これは炎症によりて肋膜より一種の病的液汁を滲出するが、その液汁によりてかを區別するのである。乾性肋膜炎の主たる徵候はその患部に針にて刺される樣な特種な疼痛を感ずる事と、肋膜炎性摩擦音のあることである。濕性はその病症が增進して肋膜腔內に他の滲出液が生ずるので、俗に「肋膜に水が溜る」といふのはこの事である。本症にはその患部に手をあて左の思念をするのである。

△炎症はされて疼痛は止む。

△熱は退いて痰咳嗽は出なくなる。

6、心臓病

心臓の疾患も種類多く、或は心嚢を侵すもの、或は瓣膜に故障を起すもの、或は心筋に害を及すもの等あるが、極めて著明にして一般的のものは、急性心臓内膜炎と、心臓瓣膜病である。前者は血液中に混ぜる各種の病毒が心臓内膜に固着して生ずるものである。全身の症状としては、高度の熱を發し、脳の病氣を誘ひ復部は膨満して、下痢を催す。又時としては間歇病の如き容態を現す事がある。心臓瓣膜病は、大抵急性心臓内膜炎、から起るものである。本病は勞働者、老年者に多く、黴毒、身体の過勞、酒精中毒等はその有力なる原因である。この病はその經過甚だ永く、病勢が進めば、心臓に痲痺を發し、或は衰弱のため遂に斃るゝに至るのである。本病に對しては總て心臓部に輕く手をあてゝ左の思念を施すのである。

△動悸は靜まりて、呼吸困難はよくなる。

△心臟の衰弱は治つて血液の循環は順調になる。

7、リウマチス、神經痛

リウマチスと神經痛は多少の相違はあれども、その症狀容態殆ど相似たるものであるから、玆に兩者を一にして述べる事とした。リウマチスには關節リウマチスと、筋肉リウマチスとあり感冒、外傷、濕潤等は重なる誘因となる。關節リウマチスは侵されたる關節に劇甚なる疼痛を起し、腫張して熱を伴ふのが普通である。筋肉を侵されたる時はその部に腫脹浸潤を來し、壓すれば痛みを感じ運動不能となるのである。又神經痛にて最も多いのは坐骨神經痛である。これは冷たいものゝ上に坐るとか、儒れ衣服のまゝ冷風に抵るごかした場合、又感冒からも來る。症狀は坐骨の神經に沿ふて堪えられざる疼痛を發するので、天候の不順な時には著しく感ずるものである。リウマチス、神經痛共その疼痛の局部に手をあて、左の思念をするのである。

△熱は去り、疼痛は止んで益々血液の運行は良くなる。

8、脚　氣　病

脚氣病の原因は目下醫學界の懸案で未だ何れごも確定してゐないが、昨今著しく增加した疾病である。その初期に於ては、下股が重くなり、捲くなつて、時折ピリ〳〵ごするやうな感覺が起る或は下股の感覺が鈍くなり、膝部の關節が弛むやうな感じもする。それが進めば、漸次に下股の運動の自由が利かなくなり、遂に全く痲痺の狀態に陷つて了ふのである。これを萎縮性脚氣といいふ。又浮腫性脚氣と稱し、下股より漸次全身に浮腫を來すものがある。この時は心悸は亢進し、呼吸は促り、便祕して尿量は減ずる樣になるのである。又惡性のものは急に衝心を起して數時間乃至數日にして其儘斃るゝに至るものである。この患者を治療するにあたつては。その患部及び腹部に手をあてゝ左の思念をするのである。

△心臓の皷動はおさまつて水腫はとれ、痲痺は治る。

△胃腸は健全になつて便通はよくなる。

9、脊髓癆

本症は俗によひ〳〵と稱する病氣で、梅毒より來るものが最も多い其他、感冒、脊柱の外傷、精神の興奮等よりも誘發する事がめる。初期にあつては胸部若しくは腹部に帶を以て堅く締むるやうな痛みあり、又大腿部に電撃様の疼痛を覺えるものである。終には疝痛が起つたり下痢が起つたりして、終には全く大小便の通じもなくなるもので、其全經過は數年若しくは數十年に涉つて、多くは死を免れぬものである。本症の治療法は腦部及び脊髓部に手をあてゝ左の思念をするのである。

△病毒は大小便にされて、脊髓の疾患は治る。

△疼痛は治つて大小便の通じもよくなる。

10、喘息

喘息には眞の喘息即ち氣管技喘息と、症候的の喘息即ち老人の慢性氣管技加答兒或は肺氣腫などから起るものもあれば、又一種反對性の喘息と云つて、鼻腔の異常等によりて反對性に發作を起するのもある。本症の症狀は呼吸が困難となり、一種異樣の高い音を發するので、これは本症の特徴である。患者は甚だしく苦痛を感ずる爲めに、一命にかゝはるかとも思はれる位であるが、發作が止めば、又常体に復する。尤も後に多少の咳嗽と、いくらかの喀痰を殘すものである。本病者には胸部に手を輕くあてゝ左の思念をするのである。

△呼吸は平常に復し、痰咳嗽は出なくなる。

11、痔疾

痔疾も又種類極めて多く、通常之れを痔核、脫肛、痔瘻、直腸脫、裂痔、肛圍膿瘍、下血の八種に分つて、各特有の症狀を呈するものである。その原因は、第一遺傳、次は常習便秘であつて、また日本人の風習たる跪坐、胡坐もこれが原因となる、其他、大食、大酒、茶コーヒーの過飮等よりも起るものもある。術者は治療にあたり、その病者の症狀に應じて或は肛門の膨滿壓重、灼熱を去り、或は腰部の鈍痛、搔痒、疼痛を退くやう思念をせねばならぬ。何れも衣服の上より患部に手をあてゝ思念するは言ふまでもない。

以上列記したるは只その主なる疾患のみに就いて擧げたのであるから、諸氏若しこの他の病者に遭遇せられた時は、その症狀に應じ苦痛の個所に向つて觀念を注ぎ、臨機應變の處置をとつて頂き度い。

第五章　本療法と醫術

「病は氣より起る」と云ふ言葉があるが、この眞理は蓋し永久に變る事はなからう。現今醫學は吾々人間を全然一個の物的機械と同一視してゐる。そして病氣とは凡て物的障害より來るものである。

故に物質の藥物を以つて治るべきものだと云ふてゐる。成程人間は精巧なる機械である。而して病は其機械の破損には相違ない。併し之れを以て直ちに人間と他の生命なき機械と同一視する事は出來ない。病なるものは肉体といふ機械の損傷ではあるが、其の損傷の原因は外力にあらずして內の力に由るのである。卽ち心といふ機關師が其機械の使用法を誤つたが爲めに起るのである。故に肉体を修理すると云ふ事は精神に由つて爲さるゝのである。西洋醫學の精神的方面を全然等閑に附してゐる事は根底に於て誤つてゐると言はねばならぬ。

予はこゝに精神の上より疾病の原因及び進行の有樣を信ずる儘に述べて見やう。

一　心の不平均より疾病となるもの、卽ち煩悶、憂愁、忿怒等の結果、血液の循環が不調となり、隨て肉體の各部に故障を生じ病となるものである。これは喜怒哀樂の情ある毎に心臟の鼓動に變化を生じ、爲めに顏色が赤くなり青くなり、又額に青筋の立つのを見ても明かである。

二　天候の如何に依つて寒暑等の刺戟を感じてそれを苦慮し、爲めにその刺戟より來る觀念を長からしめて遂に疾病となるもの、

三　他人の病體を見、或は病狀を聞き深く恐るゝの結果知らず識らず肉體に變化を及ぼし遂に眞の疾病となるもの、

四　遺傳を苦慮し、其精神作用の結果遂に疾病となるもの、

五　他人より種々の事を聞かされて發病するもの、又親が子を愛するの極、病的觀念を集注するの結果、精神靈動して病とな

るもの、

六　他人より悪精神を受け自身に影響して病となるもの、即ち人より憎まれ、恨まれて其精神靈動の結果、身心に變化を蒙るもの。

原坦山老師は惑病同體論の中に左の如くに論量されて居る。「惑本とは無明也。無明とは覺不覺和合の念想にして、種々の妄智妄見を薫起するが故に所知障と名け、種々の念想煩惱動亂して妄智妄業を作爲するが故に煩惱障と名く。此二障は千障萬惑の根原なるが故に無明を惑本と名くる也。病原とは身心凝流の二体和平を失すれば皆之を疾病と名く。病學通論に云十全健康を以て眞の無病とせば今人の如きは委く病者に屬すべし。故に健康と疾病とは較然たる分界を示すこと能はすと。予曰く此說尤も好し。大凡身心は和合の所成なるが故に過不及偏固あれば皆疾病となす。其過不及甚しからざるを暫く健康となす。然れども世の所謂健康は惑本無明、卽ち是病原を孕胎するを知らず。維摩經に曰く癡に從つて愛を有てば我病生ずと。故に惑本の體久きを積まば必ず疾病を發す。或は怠惰、放恣、或は思念過勞、皆病緣となり、想念凝滯して疝癪癇勞等を發するが如し。總て一切の疾病は心思情想に關係せざるものなきを以て知るべし」云々。

之に依て見ても疾病の原因は肉體にあらずして精神にある事は解るであらう。要するに病源は自巳の精神より起るもの、病苦は自巳自身に招くもの、此意味よりすれば人が、病のために斃れるのは、一種の自殺である。慢性自殺である。吾々は門々多くの同胞が自殺するのを平氣で看過する事は出來ぬ。吾々は玆に於て人類を根本的に救濟せん事を痛切に感ぜざるを得ぬ。予の妙智療法の唱導又茲に基くのである。

第六章　本療法と催眠術

催眠術は、一種の精神療法として、治病、矯癖等に應用せられて居る故、予の妙智療法を之れと同一視する者があらうと思ふから今少しく之を辯じ置かん。彼の催眠術は術者が被術者の催眠中に、暗示を與へて治療矯正する方法であつて、催眠術も亦精神感應の一現象であるが、其の方法は球や、釦等を凝視せしむるとか、頭部或は胸部を撫るとか云ふ様に、種々樣々な方法を以て催眠せしむるけれども、其の形式は何れも方便であつて、只斯くすれば催眠するとを信ずる信念、其のものを强める手段に過ぎない。故に如何なる形式を用ゐても、被術者に於て疑念が強いか、又は催眠すると信ずる事が出來ねば施術は無効に終るものである。而して催眠術は精神感應の一種であつて、精神の靈動する一部分に過ぎぬので、我が妙智療法とは大にその根抵を異にして居るのである。予は尙その異点を示さんに。

催眠術はある方法若しくは形式を以て催眠せしめ、暗示を與へるのであるが、妙智療法は催眠狀態にさせずして只疾病を治す樣に觀念する靈的確信力のみである。

催眠術は施術後覺醒して舊觀念が復歸すれば其暗示も無効となる事が屢ある。然るに妙智療法は暗示を與へざる一の靈的感應法であるから、舊觀念の復歸するといふが如き事はなく、術者の精神が病者に靈動してその結果を現すのである。

又催眠術は被術者を催眠狀態に陷れ暗示を與へ、只被術者の信仰一つで病を治さうとするのであるが、妙智療法は術者の靈的確信力が被術者の精神に感應して肉体に變化を及ぼし以て疾病を全治せしめるものである。

催眠術は、被術者の催眠して無意識の狀態にあるに乘じ暗示を與へるので、被術者の精神は術者の暗示で自由になるから、實際は何等の不都合の事は無い樣であるが、術者の品性の如何に依つては、或は安心が出來ぬ等と云ふ樣な疑心も起つて來る。然るに妙智療法は催眠狀態にせぬのであるから、其の樣な心配は無いのである。

催眠術は術者の觀念は眠らせると云ふ一事にあるから、被術者の身體に甚しき苦痛を感して居る者や、又は病を非常に苦慮して居る者は、中々催眠狀態になる者で無いから、施術が無効に終る事、が多い。然るに妙智療法は、被術者に向つて施術前、先づ精神を落着けて術者の說く處を聞く樣に諭し、苦痛を忍んで聞き得る者には精神上の事を說話して慰安を與へるから被術者の精神狀態は安靜になつて必ず治ると信ずる。そこで術者が專念病を治すべく感應力を與ふるから、術被兩者の精神が合して靈動し疾病を根治せしめるのである。

第七章　本療法と氣合術

氣合術は古來武道や藝術は勿論の事、其他諸方面に廣く應用せられてをるのであるが、其方法は先づ被術者に向つて端坐し、若しくは起立して不動の姿勢を保ち、一切の忘念雜念を斥け、目的の事柄のみを専思専念に殆ご無念無想に達するまで思念し、一点の雑念なきに至つて、大喝一聲一喝を與へる。此の一喝の瞬間は無我的であつて、術者の精神は思念せる事柄の目的通り靈動し、被術者に變化を與ふるものである。然るに妙智療法は術者の修養より來れる妙智力を以て思念するのであるから、一喝して患者に不安の念を與ふる事もなく、且氣合術の如く一時的のものではなくして、精神の本源に感應を與ふる根本的の者である。

第八章　餘　論

妙智療法は統一せられたる精神力を病者に集注し、以て治病の目的を達するは他の精神療法ごさして異なる所はないが、他法に於てはその精神の統一の狀に至るは非常なる難事であつて、餘程の修養を積むにあらざれば容易にその境に到達する事は出來ない、而もその間多大の時間と勞力とを伴ふものである。然るに本療法にあつては、古今未發の耳根圓通法によりて比較的短時間に容易に精神の統一を得、妙智力の發現を認める事が出來る。而してその奏効に至つても普通精神療法の如く患者の豫期作用を主とする一時的のものにあらずして、術者の修養より得たる靈能力を以て根本的に肉体に變化を與ふる不退轉の法である。これ本療法の特色として決して他の追從を許さゞる所である。

世人の多くは精神療法と言へば單に神經系統の疾患にのみ効あるものと考へるのが常であるが、予は多年の實驗と學理によりて決して然らずと斷言するのである。思念によりて精神的に衝動を與ふれば生理的に機能と形狀の變態を來すのは、精神靈動の實驗上確かな事實である。例へば結核患者をして、咳嗽咯痰、呼吸困難等を思念によりて全治せしむる事が出來る。又癌腫にても疼痛ご其他の刺戟症狀ごを思念によりて取除けばそれのみにても病勢の進行を緩漫する事が出來るのである。

妙智療法は前述の如く術者の靈能力を根本ごするものであるから、耳根圓通法を怠らず勵行して自巳の修養に努むるご共に、社會救濟の爲め努力せられん事を望む次第である。

耳根圓通妙智療法秘錄（終）

人は、其健康を得るには、身體の衛生と精神の衛生を實行せねばならぬ。又其の身體の衛生法は、精神の活動によつて、始めて其の實が行はれるのであるから、是非とも精神の衛生を行はねばならぬ。佐藤一齋も、「藥原是治心修身」と云ふて居る如く、藥の原は精神の活動であるのに、世人は多く、飲食運動の事のみ喧しく云ふて居て、美衣飽食の人が、常に蒼い顔して居るのは、身體の衛生のみ知つて、精神の衛生を行はぬからである。

附錄　治療實驗成績

明治三十九年八月より大正四年末まで予が松江市に於ける治療統計表を左に示さん。但し一二回の治療にて中止せし人、及び成績不明のものは一切これを除く。

治療成績表

(1) 直接治療

病名	治療總數	全快報告	輕快報告	治療中止
胃腸病	一九八八	一六五二	二一三	一二三
肺病	三二四	二一五	七五	三四
肋膜炎	二三一	一七五	三八	一八
扁桃線炎	一六	一二	四	—

腦病	五三四	四二七	八五	二二
神經衰弱	一八八三	一六九五	一三一	五七
ヒステリー	五九八	五一八	五二	二八
關節炎	一三五	六八	四七	二〇
子宮	二四二	一四五	七四	二三
神經痛	五三九	四三一	八五	二三
リユーマチス	三五八	二三五	八五	三八
脊髓病	三四七	三一三	二八	六
心臟	六二五	四三八	一一三	七四
中風	一九五	一一七	四七	三一
腰痛	三八五	二九五	六三	二七
肩凝	五一三	四二五	五三	三五
膀胱加答兒	八五	四三	二六	一六
遺尿	一九八	一三九	四五	一四

癲癇	四五	一八	一五	一二
生殖器不能	二八三	二二六	三九	一八
遺精	二一三	一二八	五三	三三
脹滿	八三	六七	一六	—
月經不順	一八四	一六五	一九	—
精神病	二一七	一八一	一八	二八
痲病	五二	三一	一八	三
耳疾	九五	四三	二七	二五
眼病	一八三	九五	五六	三三
舞踏病	六八	五九	九	—
書痙	四七	三八	九	—
振顫痲痺	八九	七三	一二	四
アテトーゼ	一五	一二	三	—
食道痲痺	一一	一〇	一	—

雜	一八五	一六七	一八	一
合計	一〇九七六	八六五六	一五七七	七四三

(2) 遠隔治療

回數　三二九

(3) 間接治療

回數　九二

社會の感謝

予に對し諸氏の寄せられし感謝状の一般を示さん。

心靈哲學書長木原鬼佛氏ハ伊豫ノ人、夙ニ佛教ニ志シ、禪學ノ奥訣ニ參ス、已ニシテ心靈的現象ヲ研究セント、諸國ヲ漫遊スル事多年、來テ當市ニ滯マルヤ筆ニ口ニ、思想界ノ爲メニ盡クス事五星霜、世ノ精神修養ノ志アル者ニ照眞道場ヲ設ケ、端坐默修心膽ノ錬磨ヲ薫習シ、心身衰弱ノ人ニハ養氣療院ヲ設ケ、國手ノ匙ヲ投ジタル慢性諸病ヲ治シ、以テ世ノ病苦ヲ救フ等、其ノ公益ヤ大ナリ、先年我宗ノ管長森田悟由禪師、當地御巡化ノ際拙衲氏ヲ禪師ニ介ス、禪師大ニ氏カ擧ヲ賛美シ、幾多參究ノ要津ヲ示シ、囑スルニ心田ノ開拓ヲ以テセラル、爾來氏ガ熱誠ナル信仰ノ火ノ手ハ、世ノ精神的罪惡ヲ燒ク可ク、炎々燃エヱ上ガルノ概アリ、仍テ社會ノ爲メ氏ニ贊同ヲ表シテ、之ヲ江湖ニ紹介ス。

明治四拾參年七月貳拾八日

松江市洞光寺　家島祖敬 印

心靈哲學會長木原本鬼佛氏ハ、松江市滯在五週年、世ノ心身弱性ノ人ヲ、心靈療法ヲ以テ救濟セラルル、是社會事業トシテ其主旨ニ贊成シ、本寺徒弟モ神經衰弱ニテ困難セシヲ、氏ノ療法ヲ以テ全治セリ、茲ニ其ノ有益ナル事ヲ證明ス。

明治四拾參年七月拾五日

島根縣八束郡本庄村字別所　華藏寺 印

木原鬼佛居士ハ、松江市ニ來ラレ既ニ五週年、心靈療法ヲ以テ治療セラルル、當院ノ院兒福田克己モ醫師ノ難治トセシ、神經衰弱ヲ二週日ニシテ全治セリ、其他慢性諸病ヲ治療セラレテ、社會ノ爲メ貢献セラルル、事偉大ナリ、又本院事業ヲ殊ニ贊助シ間接ニ盡クサル所アリ、茲ニ感謝ノ意ヲ表シテ、社會ニ居士ノ事蹟ヲ證明ス。

明治四拾四年三月拾九日

山陰慈育家庭學院長　新宮梵顒 印

木原鬼佛氏ハ伊豫ノ人ナリ、來ツテ松江ニ寓スルコト茲ニ五年、夙ニ心靈ノ玄妙ヲ窺ヒテ啓悟スル所アリ、乃チ心靈哲學會ヲ起シ大ニ妙智療法ヲ唱道シ、照眞道場ヲ設ケテ以テ世ノ煩悶者ヲ説得シ、各種ノ慢性病ニ惱メル病者ヲ救濟ス。其ノ社會ヲ益スルコト實ニ鮮少ナラズ、コヽニ於テカ、余ハ斯會ノ發展ト、コノ法ノ普及トヲ望ムヤ切ナリ。

明治四拾四年六月

出雲國美保關　正七位　横山清丸 印

心靈哲學會長木原鬼佛先生、夙ニ妙智療法ニ努力セラル、其功績ノ偉大ナル世自ラ定評アリ、多言ヲ要セス、唯其靈妙ヲ浩歎シテ止マサル耳。

大正元年八月三十日

出雲神門寺主　桑門秀我

心地上無風濤、隨在皆青山綠樹、性天中有化育、觸處見魚躍鳶飛トハ、洪自誠ノ云フ處、肉體ノ健全ハ精神ノ修養ニアリ、元來吾ガ宗ハ妄ヲ除カズ、眞ヲ求メスト云フ流義ナレドモ、兎ニ角風ナキニ濤ヲ揚ケ、天育ニ背キ平地ニ沙塵ヲ起ス、コレ人世ノ常ノミ、貧瞋痴ノ三毒ハ水泡ノ如ク出沒シ、吾人ノ心靈ヲ迷路ニ誘フ、皆ナ精神ノ不健ヨリ生スル所以ナリ、精神ノ不健ハ肉體ノ不健トナル。辱知木原鬼佛先生茲ニ着眼シ、心靈療法ニヨリ、精神ヲ練磨シ肉體ト共ニ健全ナラシム、寔ニ菩薩行ニシテ救世主ナリ、邦家ノ爲メ欣躍ニ不堪、社界幾多恩浴者ニ代リ謹テ謝辭ヲ呈ス。

松江市洞光寺　楪　太　仙　拜

患者の感謝

予の松江市に來りたるは、明治三拾九年にして、既に拾有二年、其の間患者に接する事約一萬二千餘人、其の感謝狀を受くること三千餘通、今其の內より讀者の參考ともなる可きものを掲げ以て、妙智療法の眞價を示さん。

一、直接治療

腦脊隨性神經衰弱

去年（明治四十五年）四月以來、予ハ不幸ニシテ腦脊髓神經衰弱症ニカヽレリ、當時ノ病狀ハ筆紙ニ盡シ難シト雖モ、其大要ヲ記サンニ、

胸腹ノ疼痛。腦頂部ノ放散。腦ノ錯亂。四肢振顫。左半身痲痺。胃腸ノ障碍。記臆力ノ減退。思考力ノ皆無。神經過敏。不眠。惡夢。妄想百出。幻覺。夢精。談話不能。讀書力及計算不能。決斷力欠乏。陰鬱不快。常ニ煩悶。終ニ厭世トナル（自ら死なんとせし事幾回なるやを知らず）

此間醫師ノ診察ヲ受クル數人、其藥物療法タルヤ寸効ヲ見ス、（新聞廣告の賣藥レーベン以下數十種をも服したれど効なし）又又灸治ヲ試ミタレド効ヲ奏セズ、此上ハ精神療法ニ賴ラントシタル時幸ニ催眠術ノ大家金田先生ノ來遊ヲ請ヒ、治療暗示ヲ受クルヿ數日、少シモ快方ニ赴カズ駄目ナリキ、終ニ失望ノ淵ニ沈ミシ折シモ、大津町圓光寺竹内秀光氏（氏は鬼佛先生の門人）ニ依賴シ、一回ノ直接治療及ビ數回ノ遠隔治療ヲ受ケシニ、稍々効驗ヲ見ルニ至リシヲ以テ、本年二月鬼佛先生ノ妙智療法ヲ願ヒシトコロ、三週日ヨリ病狀段々ト輕快シ、遂ニ殆ンド全快ノ域ニ達セシヲ以テ、先生ノ門ヲ辭シ歸宅シ、業務ニ從事シ居ルニ心身共ニ健カニシテ日々快活トナリテ病氣ナキニ至レリ。

肉體上（治療前）顏色蒼白。下腹陷凹。食慾不進。不眠。夢精。疼痛。痳痺等

（治療後）顏色生々。體重增加。（一貫八百匁五ヶ月間に）食慾增進。血液ノ循環順適。下腹部膨大トナリ不眠。夢精。痳痺疼痛等ナシ。

精神上（治療前）妄想。憂鬱。煩悶。悲觀的厭世觀等。

（治療後）治療前ノ諸項皆去リテ、凡テ樂觀的トナリテ、胸中一片ノ苦悶ナキニ至ル。

嗚呼今日ヨリ病氣中ノ以前ヲ思ヘバ、茫トシテ夢ノ如ク實ニ再生ノ感ナキ能ハズ、誠ニ鬼佛先生ノ恩賜ナル事ヲ深ク感銘シテ謝スルニ辭ナシ、哀レ世ノ身心ニ病アル人ヨ、一度ハ先生ノ門ヲ叩カレヨ、

簸川郡日御碕村宇龍　藤村久藏

肺結核ト神經衰弱

予ハ門司ニ於テ內外科病院ヲ設ケ、日露戰役ノ前後數年大ニ醫界ニ活動シタルモ、不幸ニシテ肺結核ト强度ノ神經衰弱ニ罹リ、東京ニ大坂ニ所有醫藥ノ治療ニ努メ、傍ラ各地ニ轉地療養ヲ試ミタルモ快

瘉ヲ見ルニ至ラズ、終ニ斷然門司ノ病院ヲ閉ヂ、明治四十二年松江市ニ歸リ、松江痔療院ヲ開キ專門ノ痔療ニ從事ス、然レドモ其ノ疾患ハ依然トシテ瘉エズ日夜懊惱ニ苦シム。時ニ幸ニ松江市ニ於テ木原鬼佛先生獨特ノ療法ヲ薫習セラル、予モ先生ニ就テ忽チ其効ヲ認ムルニ至レリ、然シテ疾患ノ全瘉セルノミナラズ、我健康ハ日ニ增シ月ニ進ミテ精力旺盛トナリ、四十三年九州醫科大學ニ奉職シテ研究ニ從事スル三ケ年、其間少シモ疾患ノ再發ヲ認メズ、身體ハ倍々强健トナル、大正元年再ビ歸松シ痔專門ノ治療ヲナセシモ、昨年ヨリ島根、鳥取、但馬城崎溫泉組合ノ需メニ依リテ各地ノ巡回治療ヲナシ、其後京都ニ至リ大學病院前ニ出張スル事半歲、其間日夜兼行ノ努力ヲナシタルモ心身極メテ健全タリ、故ニ記念ノ爲メ撮影ヲ先生ニ呈シテ感謝ノ意ヲ表ス。

大阪松江痔療院臨時出張所ニテ醫專醫學士　野津猛男

神經衰弱

拜啓時下春和ノ候、輝家御一同樣御揃益々御多祥御座被成奉慶賀候、陳ハ其後早々御禮申上ベクノ處、御無音ニ打過キ何共欠禮ノ段深謝候、今日聊カ所感相述御禮ノ辭ト致シ申候、

回顧スレバ生義、始メテ貴院ニ伺ヒ先生ニ接心スルヤ、先生ノ筋骨偉丈夫其ノ語ラルヽヤ鐘聲ヲ聞ク

ガ如ク、其ノ破顔一笑セラルヽヤ蕩然タル春風ニ逢フガ如ク、其ノ風姿一見シテ異常ノ人タルヲ知リ、數句ノ後チ生ガ永年ノ疾患タル神經衰弱ヲ治セラレン事ヲ願フヤ、先生快諾セラレテ曰ク、予ハ直接病氣夫レヲ治セント欲スルニ非ラズシテ、心ヲ練リ身ヲ强フシ以テ身心ノ强健ヲ圖ルヲ以テ、自然ニ其ノ疾患ヲ除クナリト申シ聞セラレ、爾來佛教ノ究理ニ深キ先生ノ獨特ノ療法ヲ授ケラレ、又深ク先生ノ心裡ニ病氣全快ノ思念ヲ受クル事十數日ニ渉リ、此間先生ハ、每晩門人ヲ集メ心ノ何物タルヲ屢々教訓セラレ、又身心共ニ强健ヲ心掛ケ寸時モ修養ヲ怠ル勿レナド教示セラレ、身心ノ修養ニ志ストナドニ人格ヲ重ンジ、常ニ道德行爲ニ注意セヨナド示メサレ、磊々タル風姿ヲ以テ其說カルヽ所、深切周到ニシテ先生ニ接セバ、自然ニ偉大ナル靈感ニ打タレ、轉タ敬慕心服ノ情ニ耐ヘズ、生ガサシモ永ラクノ患イタル病症モ先生ノ御蔭ニ依リ黑雲晴レテ、曙光ヲ認ムル底ノ身心强健トナリ、過般歸鄕後モ欣然此上ナク、次第ニ疾患ヲ忘却仕候、然シテ事物ノ執着固定モ今日ニテハ放下着ト極メ込ム事モ出來得ルニ至リ、精神上ノ安樂ヲ來シ候間此段放念ニ預リ度候、右先ハ以鄙書如斯ニ御座候、拜具

明治四拾四年四月二日

鳥取縣東伯郡倉吉町東倉吉丁

德　岡　貞　太　郎

初冬の砌いづこもれなじ淋しき折に御座候ところ、未だ御先生には一面識も得申さず候へ共、ますく御壯健にて御過し遊ばされ候御事とかげながら存上候妾は豫て長らく御厄介様に相成候へし、中村隆一の家內に御座候、不束なる身をも顧みず尊き先生に、突然なる手紙を差上げ、何とも恐縮の至りに御座候へ共、特別の御慈悲を以て御取上げ御一讀下され候はゞ、此身にあまる幸と存じまゐらせ候、さて主人儀妾の嫁せざる以前より腦神經衰弱病に有之、これまで幾度となく彼處、此處の醫師の治療相受候ても少しも効なく、新聞廣告などの賣藥の如きは、殆ど服用せざるものはなきまでに服用致し候へしも其効なく家庭は日一日と太陽の雲に覆はれし如くに、妾の僅かの仕損にも直ちに立腹致して、十度に一度は必ず手にて打つ等の仕向けを致し、仕事もろくく仕らず、僅かに工場の手傳位より致さず、果ては大切なる親までと口論致す事度々有之妾はために每日淚のいでざる日無之、あじきなき世となげき沈み、一日とて樂しき日を送る事これなく、何とかして主人の病氣を全治させんと苦心致し申候へしに、天の惠にや不圖先生の御噂を耳にし、然して主人が先生の御治療をうけて初めて歸宅後は、如何なる事にてや、妾を初め兩親に對する行動一變仕り、恰かも生變りし如く相成、仕馴れぬ農業も自分より好んでなす等、實に一事一物悉く家內の氣に叶ひ、今日にては是迄の行動が夢の如く存せられて一家は春の如く、妾のこの世に長らへ居り候間は御厚恩決して忘れ申さず、いつかは御恩に報ゐ申すべく候、あゝ此上とも御見捨なう御愛撫下され候樣、かげながら平に願上候、あまりうれしさのあまり、恥も顧みず失禮仕り候、何れ來春には出松し、御尊顔を拜し御禮申しあぐべく候へ共、とりあへず御禮まで手紙を以て申しのべ候あら〳〵かしこ

飯石郡三刀屋村下熊谷　中村富代子

謹啓小生儀神經衰弱ニテ滯在中ハ一方ナラザル御厚情ヲ辱シ、先生ノ高キ御敎訓ト熱心ナル御治療トニヨリ病氣全快歸宅後直チニ過激ナル勞働(農業)ニ從事致シ候ニ少シノ病苦故障ヲモ相覺ヱ申サズ候以前ヨリハ大ニ元氣相增シ愉快ニ就業在罷候、今後多々益々修養相努メ理想的健康體ト相成ベクト期待致居候、菜根譚ノ『靜中靜非眞靜動處靜得來纔是性天之眞境樂處樂非眞樂苦中樂得來纔見心體之眞機』ノ語意ノ一片ヲ味得申候、今後益々努力修養ノ曉ニハ充分此心境ヲ悟得セラルヘキ者ト自覺期待致居候、總ヘテ是等ノ喜悅スベキ事ハ皆先生ノ偉大ナル賜ト小生ハ元ヨリ家內皆々欣喜御高恩ノ程感謝罷在候、木原先生ヨ社會世人ノ爲メ斯道ノ普及ト其擴張ヲ計ラレ御奮鬪御盡下サレ度、先ハ不取敢愚書ヲ以テ御禮マテ如斯ニ御坐候、頓首再拜

簸川郡灘分村出來須　西尾金次郞

脳病

恩師鬼佛先生ニ一書ヲ拜呈シ候。時下大暑ノ候ニ御座候處、益々御壯健ニ被遊候由奉大賀候。今回ハ不思議ノ御縁ニテ御治療被下、七ヶ年ノ難病モ、大ニ快氣ニ相成リ、特ニ愚昧ノ小生モ、此ノ頃ハ煩懊妄想ヲ盡却仕リ、朝夕佛前ニ讀經致シ居リ候、是レ一重ニ恩師閣下ノ賜物ニ有之、御禮ハ筆紙ニ盡シ難ク候何レ不日參上拜顏ノ上、御禮可申述候。小生ノ近處ノ人々ニ先生ノ御高德ヲ語リ居リ候テ、病メルモノ不幸ノ人ナドニ、多少ノ慰安ヲ與ヘ居リ候。右不取敢御禮申上候。敬白

作州津山町　高山鶴太郎

胃性神經衰弱

兩三日來ノ積雪モ本日ハ昇ル旭ト共ニ融ケソメテ、何トナク心地ヨク相成申候折柄、先生ニハ愈々御健ヤカニテ、朝夕御起居被遊候事ト奉遠察候、降テ小生儀滯松中ハ御懇篤ナル御薫習ヲ賜ハリ、多年宿痾ノ爲メ弄バレ身心共ニ弱リ果テタル五尺ノ體軀モ、今ハ別人カト思ハル、如ク全快イタシ、小生自身ニ心機一轉シタルヲ確認イタシ候、一昨日歸鄉ノ際生憎僅カノ違エニテ三番列車ニ乘リオクレ、止ムナク四番ニ乘車致シ晚食後歸宅仕リ候ヘシガ、宍道ヨリ四里ノ道程ニ候ヘ共、日暮レテハト聊カ懸念

イタシ、所謂無念無想ニテ掛足致シ候ヘシモ奇ナル哉少シノ疲勞モ不覺何等ノ異狀モナク歸宅仕リ、今更ナカラ先生ノ御薫習ノ偉大ナル効果ヲ現ハシタル事ニ一驚ヲスルト同時ニ、小生ノ喜ビハ更ナリ、家族一同先生ノ御高恩ニ感銘シ、皆々多年ノ愁眉ヲ開キ談笑喜悦最頂點ニ達シ候、コレ全ク先生ノ熱誠込メ給ヘル御治療ノ然ラシメシ處ト不堪感謝候高恩ノ程終生忘ルマシク候、尙此上ハ先生ノ御高諭ヲ遵守致シ、精々不怠修養仕リ、不日出松ノ際ハ乍失禮先生ノ御一驚ヲ煩ハシ度ク、今ヨリ緊褌一番罷在候、何卒先生斯道ノ爲メニ、益々御發展アラン事ヲ蔭ナガラ祈居候、乍末筆家族一同ヨリモ厚ク御禮申述べ候、先ハ御禮迄如斯ニ御座候。敬具

島根縣簸川郡出西村阿宮　三加茂忠恒

心臟病

拜啓春暖ヲ催フシ候處尊師樣ニハ益々御淸榮ニ被遊慶賀ノ至リニ存候。偖テ小生儀日外御話申上候通リ先天性ノ心臟病ニテ始終息切レ烈シク心悸昂進シ、時々眼眩ミ常ニ逆上シ又鬱サギ勝ニシテ物事ニ倦ミ易ク業務ニ從事スルハ勿論歩行サヘモ意ノ如クナラズ、他人ト長時間ノ談話サヘモ意ノ如クナラズ、總テ細カキ事ニ心ヲソバダテ氣ニ懸リ、適マ郊外ニ出ヅレバ社會ヨリ冷笑サルルガ如キ心地シ、

恐ロシイ様ナ恥カシイ様ナ一種異様ノ感ニ打タレテ歸ルナド毎度ノ事ニ有之候、又日夜快々トシテ樂マス多年醫藥ニ心ヲ傾注シタルモ其効少シモ無ク、却ツテ歳月ヲ經ルニ從ツテ倍々身體衰弱シ病勢ヲ増スノミ、然シテ之レニテモト又々名醫ノ診察ヲ請ヘバ、何時モ君ノ病氣ハ先天的ジャ先ヅ惡クナラナケレバソレデ善イ、到底全快ハ六ツカシイ先ヅ藥ヲ呑ンデ養生ヲセヨナド苟モ犯スナクンバ僅カニ天命ヲ保スルヲ得ン位ノ事ニテ、何時モ闇夜ニアルノ有樣ニテ一道ノ光明サヘ認メズ空シク天地ヲ恨ンデ憂キ月日ヲ送リツヽ、眞ニ憐レナル境涯ニ御座候然ルニ先生ノ門下ニ入リ懇篤ナル化育ヲ受ケ且ツ熱誠ナル御治療ヲ受クルニ從ツテ忽チニシテ効果アルヲ認メ倍々氣ヲ勵マシテ三週日ノ修養期間ヲ滯リ無ク修養仕候所ソレヨリシテ心機一轉シ腦ハ冷靜トナリ心身ハ快活トナルヲ覺エ茲所ニ於テ始メテ晴天白日ヲ見ルノ心地シ否蘇生シタル心地シテ實ニ小生ノ喜ビハ勿論家族及一門ノ悅ビ何ニ譬エンニモノナク所謂欣喜雀躍トハ此等ナランカト存ジ候。近來ハ總身ニ血肉ヲ增シ屢々裸體トナリテ家内ノ者ニ見セシ所皆々其ノ美事ナル體格トナリシヲ賞賛シ全ク前ノ人トハ別人ノ如シナド一驚ヲ喫シ居候次第ニ御座候實ニ小生ノ滿足此ノ上モ無ク此頃ハ毎日樂シク平氣デ業務ニ從事致シ居候是レ偏ニ先生ノ賜ト心魂ニ徹シ長ヘニ忘却仕ラズ候。

茲所ニ於テ先生ノ療法ハ一般ニ所謂不治ノ難症トシテ社會ヨリ疎マレ自ラモ亦自暴自棄トナレル世間

幾多ノ患者ヲシテ心機一轉セシメ强壯有爲ノ人トセラル、ヲ實驗シ社會ノ爲メ偉大ナル利益ヲ與ヘラル、事極メテ確實ナルヲ小生修養ノ實驗ヲ以テ會得仕候。小生今後倍々先生ノ薫育ヲ受ケ天晴一人前以上ノ心身强健トナリシヲ以テ國家ノ爲メ社會ノ爲メ大ニ奮闘努力シテ以テ聊カ先生ノ御鴻恩ニ報セン事ヲ期シ居候先ハ以書中御禮申上併セテ國家ノ爲メ先生ノ益々御健勝ナラン事ヲ祈リ奉リ候頓首謹白

松江市寺町　梶谷尹三郎

肋膜水腫及ビ肝臟肥大

予ノ主家横山氏(出雲美保關神社宮司)ノ令息(二歲)本年五月中旬頃痲疹流行ノ際、同病ニ罹リ數日ノ後病ハ癒エタルニ其後肋膜炎水腫及ビ肝臟肥大ニテ體溫四十度以上トナリ、爲メニ食慾減退シ甚ダ難症ニ陷リ、數名ノ醫師ヲ迎ヘ種々ナル治病ヲ施スモ其効ナク困却セラレ、其夕刻先生ニ御出張ノヿヲ願ヒシニ直チニ御快諾御出張下サレ甚ダ滿足セラレタリ、依テ先生ノ御治療一週間餘ニシテ身體舊ニ復シ、同月二十三日御禮ノタメ出松セラレタレトモ毫モ障リナク益々健全ナリ、玆ニ書狀ヲ以テ感謝ノ意ヲ表ス。

島根縣八束郡美保關　青砥勝衛

拜復、秋氣相增シ候先生ニハ益々御壯榮ノ事ト存ジ奉賀候陳者過般御地滯在中ハ種々御配意ニ預リ且ツ御敎訓ヲ賜ハリシ段奉萬謝候歸宅早々御報仕ルベクノ處目下農繁ノ爲メ延引ナガラ病症ノ經過左ニ申上候。

胃病

(一)小生ハ數年間ノ胃病ニテ每度苦ミシ者ガ其後ニテハ聊カモ胃ノ苦ミ無之、且ツ食事ノ味加ハリ誠ニ良ク消化仕候、又血色宜クナリ手先キヤ足先キハ前ト比較セバ頗ル暖クナリ身體肥滿仕リ候

(二)次ニ精神上ニ就テハ前ハ心常ニウワ々々シテ落チ附カズ萬事物事ヲ苦ニシテ常ニ煩悶致セシガ今日ニテハ物事ヲ苦ニスル樣ナ事ハ無クナリ年來ノ痼疾ナル神經衰弱モ忘失仕リ病的觀念ハ念頭ニ無之候近來ハ勇氣加ハリ從ツテ根氣强クナリ精神モ落チツキ元氣旺盛ト相成リ尙其効果ニ就テモ申上度ク候ヘ共筆紙ニ述ベ難ク心中感謝ノ外無之候。

右ハ近況御報迄申上候。

島根縣能義郡山佐村字上山佐　岩田恒市

神經痛

私儀三十九年十月八日ヨリ病氣ニカヽリ松江病院ヘ入院中坐骨神經痛ヲ病ミ病狀次第ニ重ク相成リ種々治療ノ結果切開手術ヲ施スノ外術ナキニ至リ申候。其際ニ當リ先生ノ御高評ヲ耳ニシ種々忠言アリシニモ拘ラズ斷然退院直チニ先生ノ御治療ヲ受ケ候處三回ニシテ其効顯ハレ七回目ノ治療ニヨリ全ク自由ニ步行スルヲ得申候。其絕妙ナル効顯實ニ筆紙ニ盡シ難ク只感佩シテ自已ノ幸運ナルニ狂喜罷在ノ次第ニ御座候。玆ニ一書ヲ呈シ感謝ノ微意ヲ表シ度如此ニ御座候。

松江市灘町七番地　丹羽野邦造

拜啓偖て妾儀昨年十月頃より左の腰より胸部にかけ非常の神經痛を覺え夜分など殆んど寢附かれぬ程にて家族なども何とも致方なく困じはて居候處初めて先生の御治療を受けてより一週間にて痛みは全く取れ其後今日迄格別の事なく元の如く元氣出で申候故不取敢拙文を以て御報知かた〴〵御禮申上候

德島市出來島本町　岩田喜代

……私は一昨年の夏頃より神經痛の氣味がありまして一時醫藥も其効なき故「マッサージ」療法によ

り稍々輕快となつて居りましたが又當年一月頃に至り非常にはげしく夜間などは一睡も出來ぬ程の痛を起し大に困り居候處松田樣の御紹介にて先生の御治療を受けて以來僅か二週間にてスツカリ全快致し其後少しも疼痛無之樣になりました右は全く先生の御賜と誠に難有厚く御禮申上候。

美作國津山町　矢村かのゑ

子宮病

一筆啓上仕り候偖て妾事五六年前より慢性の子宮病と相なり醫師なども全治の見込なきものとまで申し聞かされて落膽致し之れに加はへてヒステリーも甚しく相なり居候處先生の御治療に預りてより以來僅かに二週間にもたらざるに氣分大に爽快となり引續き御世話に相なり三週間目よりは日常の起居も非常に安樂と相なり候今日にては全治仕り毎日元氣よく立働く事出來候樣に相なりたるは全く先生の御秘術の賜と一同深く喜び居候右御禮迄あら〳〵かしく

大阪市西區江戸堀二丁目　金子千代子

中風

山縣觀識氏は、美作國苫田郡龍山村淸水寺ノ住職ニシテ、先年中風ニ罹リ歩行ノ自由ヲ得ズ、津山ニ來ルニハ同寺ヨリ籠ニテ誕生寺迄、山道五十餘町ヲ下リ中國鐵道ニテ來リ津山竹林氏宅ニテ、八回ノ治療ニテ其自由ヲ得、十八回ニシテ歸リタリ、其後予ハ切ナル同氏ノ依賴ニヨリ一週間登山シテ村民ニ治療セリ

拜呈偕而不思議ナル御緣ニテ遠境ノ處御登山被下、長日ノ間御法術始終相授リ、此上モ無ク御配慮ヲ蒙リ有難合掌仕候、就而ハ愚僧病氣ニ罹リ長病、實ハ一命無キ者ト愚考致シ居リ候處。先生ノ御秘法ニテ相助リ今日ニテハ快方ニテ最早我身ニトリ大丈夫ト心ニ覺ヘ寺內一統ノ者大ニ喜ビ居リ候段、誠ニ長日ノ間御勤メ被下、其際病ニ取紛レ何ノ御風情モ無御座不行屆失禮ノ段、偏ニ御寬恕被下度候。一度御禮ノタメ參上御尊顏ヲ拜シ度ト存居候。先ハ右愚筆ヲ以テ御伺申上候。

岡山縣久米郡龍山村清水寺　山　縣　觀　識

僂痲質斯

拜呈時下秋冷之候先生樣には何の御さわりも無之候や御伺申上候次に妾事四五年前よりリウマチにて左の手が全く動かぬ樣になり着物から帶まで皆他人の世話になり居り申して御話にならぬ難澁致し居り候處是迄諸方の醫師にかゝり又よいと云ふ賣藥は種々服藥致して見申候へ共少しもきゝめ無之四國

の札所へも三回迄順禮に參り候處何等の靈驗なく全く世の中のすたりものとなりあきらめ居候處〆田様の御話にて先生の御治療を受け僅かに四週間にして全く平癒して手も自由となり身體も達者と相なり今日では日々の家業も滯りなく出來得る様に相なり誠に先生の御陰様にて一家樂しく暮らす事出來申し毎日家内一同のもの悦び罷在候甚だ失禮ながら書中を以て御禮申上候かしく

德島縣海府郡川西村字吉田　歌せい

拜啓陳者私儀永年僂麻窒斯ニテ難義仕居候處先生ノ御治療ニ預リ其後日ニ増シ快方ニ赴キ今日ニテハ全ク治癒シテ健トナリ誠ニ申スモ如何ヱ存候ヘ共不思議ノ御療法ト乍蔭先生ヲ神様ノ如ク家内一同御尊敬申居候就テハ私ノ親友吉村君ト申ス人先生ノ御治療ヲ願度トノ事ニツキ何卒宜敷御依賴申上候。

不一

鳥取縣米子町　中島藤吉

筋肉リウマチース

畧箋ニテ申上候過日來長々滯松中ハ一方ナラザル御懇志ニ預リ難有御禮申上候小生儀三ヶ年間モ困難

致シ居候リウマチスノ重患モ御蔭樣ニテ日増達者ト相成運動ノ自由モ意ノ如ク出來得ルニ至リ歸村後親族知友等數多相集リ只々不思議々々ト計リ申シ合ヒ居候右ハ不取敢御禮申上候、妙智療法ノ効驗神ノ如キ御蔭ニ依テ一命ヲ助カリ申候段幾世相忘レ不申候。不具

石見那賀郡濱田町　山本太一

關節リウマチース

拜呈私事昨年二月以來兩足關節リウマチスニテ困難罷候處山崎君ノ紹介ニ依リ先生ノ御治療相受ケ四週間ニテ全然平癒仕リ目下ハ毫モ苦痛ヲ感スルコト無之倍舊ノ健康ト相成候儀全ク先生ノ賜ト深ク奉感謝候右ハ御禮迄如此ニ御座候

出雲大原郡加茂町　土屋定一

脊髓結核

拜呈自分儀長女その子(六歲)コト昨年九月頃ヨリ脊髓結核ト申ス恐ルベヤ難病ニ罹リ爾來百方專門家ニ就テ手當ヲ施セシモ寸効無之益々重患ニ陷ルノ狀態ト相成リ一家驚愕此ノ上モナク殆ンド途方ニ暮

レ居候處幸ニ或人ノ勸メニヨリ先生ノ御治療ヲ請ヒ候ヒシニ日ナラズシテ効顯著シク遂ニ二ケ月ニシテ治癒シ痕跡ヲ止メザルニ至リ申候コレ實ニ先生ノ賜ニシテ一家親族ノ悦ヒ例フルニ物ナク深ク感銘罷在候依テ御厚禮申上度如此御座候。恐惶謹言

神戸市荒田町六丁目　永井岩之助

卵巣水腫

拜呈偖而妾事卵巣水腫のためたへずさし込みいたし、一方ならぬ苦しみを感じ是迄種々なる治療に心をつくし候へ共何のきゝめも見え申さず實に困り居候處折柄先生の當地へ御漫遊を糸屋主人より承り早速參上御治療に預り三週間の御施術にて全く卵巣の水腫も癒へ申して當時は更にさし込みもれこらず時候の變動にも少しもさわりこれなく實に達者のからだと相成誠にありがたく偏に先生の御蔭様と一同此上なく喜び居り申候就ては先生の御恩義にむくゐんがため親族や知るべの人々に廣く先生の御治療を紹介し世の難病にて困り居候人の助かる樣にと希ひ居り候右は御禮迄。不一

美作津山町字東丁　櫻井ひさ子

脊髓炎

拝呈偖而私長男直夫(十三)昨年十二月頃より氣管支加答兒に侵され當地病院其他二三の醫師に就き服藥致し候へ共更に効果無之日増に衰弱して只の一人初めて得たる男兒なれば一家の心配一方ならず如何せんかと思ひ居る所へ人の勸めに依り先生の御治療により脊髓に異狀ありて下肢運動不良なることを發見せられ先生の療法を受くること約一ヶ月間にして全く病根を斷ち爾來日增に丈夫となり英氣も出で一家の喜悅此上もなく是れ先生の御惠みと奉萬謝候右取急ぎ禮狀迄匆々。不一

美作津山町　宮田虎雄

遠隔治療

(症狀)　惡癖

拝呈時下御淸勝奉賀候、偖昨夜は御多忙の處、御治療に預り難有御禮申上候就ては其心持を左に、昨夜頃までは眠るにあらず、覺むるにあらずして、間もなく全く目覺め申候。其後は是までなし來りし罪惡を懺悔仕り、非常に心持能く從來重かりし頭も、頓と輕く相成り、積年惱み來りし惡癖は、悉皆消滅致し候樣に感ぜられ、是皆先生の御賜と、實に歡喜の至りに奉存候。種々の惡癖は、貴書にも十

分御記載有之候事故、申上ずとも宜敷候得共、私の心中に深く感じ候事は、是れ皆自身の修養の不足の結果、種々の雑念を起し、爲めに前述の如く相成り候事と愚考仕り、顧みて從前に於ける自分の心中醜惡を蔽はれ居り候事を、實に耻かしく思ひ、以後は專心に不動の精神を養ふ事に努め、唯一の安心を求め、且つは社會に立つ事も得、一人前の人間と相成る事も出來得べきかと思へば、愉快に存候。右は昨夜より今日までに起りし事實、及び思想に有之候。否思想のみには無之、必ず事實として顯れ候事と確信仕り候。右は全く先生の賜にて昨夜遠隔御治療を賜り候結果に有之候。されば終生先生樣の御高德を忘却仕る間敷候。先は喜悦の余り御禮旁々事實を申述候也。

大阪市東區釣鐘町　戸田美郎

肋膜炎

（症狀）發熱、呼吸迫ろ、右胸痛む、頭痛、喀血、食不進、（發病昨年六月）

謹啓益々御盛大の段奉慶賀候小生先生の御恩德に浴し健康に復し活潑に起居罷在候間何卒御安神願上候就ては去る五月初旬に謝狀を參らせ御禮申し上ぐ可き筈の處其後種々多忙に取紛れ乍勝手本意を果し兼遺憾千萬に存候否先生に對し小生の心中淺間敷事恥入申候希くば小生の心中聊惡意なき事を御諒

察の程伏して奉願上候こゝに失禮をも顧ず御報告旁感謝の意を表し申し候。

最初發病は大正三年七月頃にして鳥取病院其他の病院及醫士の治療を受けしも寸効無く同年十月頃俄然發熱し呼吸さへ苦しき爲醫師を呼び介抱を受け氷よ藥よと騒せ候かゝる事も度々有之候同年四月に至り又もや前陳の病起り候處不計知人より先生の心靈療法の由聞き受け是ぞ必然可憐なる小生に與ふる所の光明と即斷致し速に遠隔療法を懇請したる處詳細受念法等拜受し毎夜定刻に受念仕候處誠に重體なりし身も一日〳〵に覺ゆる如くに快方に向ひ爾來日を逐ふて工合宜しく近頃中は滊車及人力にも乘り得られ歩行も可なり遠距離迄行き得るに至り申し候是れ偏に先生の賜物と存じ感謝の至りに堪へざる次第に御座候右御禮まで如斯に御座候也敬具

鳥取市掛出町　濱崎重雄

腎臟病

（症狀）　胸腹劇痛、肝臟惡く、身體不自由

謹啓倍々御精榮之段奉大賀候扨て小生儀先生の遠隔治療にて全く根治の心地に相成申候間此段御喜び被下度候。靈動は終始附添人にのみ有之小生には少々感應の心地位にして止みぬ然れ共無限なる先生

の御仁恵は實に傍人の驚く斗りに非常なる輕快を促し自分ながら不思議と申候の外なく此節にては漸く七日間を經過したるのみなるに病氣以前と異なることなく全く根治して食思充分に熱氣もなく唯々肉の落ちたる位ひが目に止まる位ひに御座候是も追々養生致居候へば快復の期も近きにありと一同嬉び居候先づは御厚禮旁々御樣子申上候。敬具

徳島市出來島本町　岩佐元吉(二一)

流行感冒

(症狀)　熱(三八―四〇)不眠、呼吸困難、食思不振、胸部右下方さしこみ、咳出で咽喉痛む、發病八日前)

拜啓過來は愚弟病氣のため御思念被下御蔭樣にて今や患者は全癒致し家内一同歡喜措く能はず此に感謝の辭を閣下に呈するものに候。

誠に連日の靈動只々神變不可思議と申すの外なく其の効果の偉大なる來診毎に醫師も其の良好なるに打驚き居り候。

數日以前は憂愁の氣だゞよひて誠に心細く候ひしが患者の日々に活氣づくを見ては附添人も元氣づき悲觀は變じて樂觀と化し一家團欒の內に聖代の春を迎ふるを得しは只々先生の御蔭と感涙に咽び居り

候。

島根縣仁多郡溫泉村　冨田仙太郎（一八）

胃腸病

（症狀）腹痛、便秘、衰弱、熱、頭痛、盜汗、發病十五歲頃

拜啓益御盛大奉賀候偖先般御救濟方御依賴申上候處早速御承諾被成下且つ御懇篤なる御敎示を蒙り去る十九日午后九時より受念仕候、

第一日　起床する能はずして仰臥め儘受念致候處感應あり續いて靈動あり不思議にも九時三十分に至り靈動止み頓に元氣附きたるを覺ゆ、

第二日　今晩は起坐するを得て定刻受念致候處其感應良好なり、九時卅分に至り止む、

第三日四日六日七日　定刻受念仕り感應良好にして不思議にも病氣は五日目位より全く治したるもの丶如く、起坐する事さへも出來ざりしを五日目に至り隣家へ氣まぎれに出かくる樣の始末にて家內一同大喜悅に有之候、六日七日を終りて全治し經過益々良好にして小生は先生の御恩惠に浴したる事を深く感謝仕候、就いては今后益々修養に努め身心の强健を期し以て先生の御高恩に酬ひ申度と存候、

右不取敢御禮まで

島根縣那賀郡濱田町　山本信雄（五三）

脊髓病

（症狀）背骨高くなる、腰及腹痛、左股關節痛、起居不自由、前屈不能。

拜啓御院益々御祥榮段奉大賀候去る拾日―第二期治療に預り受念仕り候處今度は每夜靈動有之候て顏の色合は非常に宜敷氣分も壯快にして腰痛も大分減じ來り其後引續き就任仕り居り候大に心意宜敷相成り一家の悅び一重に御先生の御蔭と存じ居り申候引續き御願申度心得に御座候處事務多忙の爲め殘念ながら今少し先に至り又々御願申度其節には何卒宜敷御願申上候右御禮旁々後日の御願迄草々頓首

伯耆倉吉町　德岡春雄（三二）

神經衰弱

（症狀）不眠、多夢、眩暈、消化不良、幻視、發病六年前

拜啓寒氣尙嚴敷御座候折柄益御清榮に被爲入候段慶賀の至に奉存候扨て先般は突然御治療の義御願申上候處御多忙中に不被爲係早速御承諾被成下御熱心なる御思念を給はり御蔭樣にて精神は不相變益爽

快の感有之實に以て難有仕合厚く御禮申上候然るに御依賴の期日も昨晩を以て愈此處に結了仕候事と相成申候就ては滿腔の誠意を提げ從來の御同情に對し御禮申述度候へ共拙筆の野生充分に意中を表白仕るを不得候事實に遺憾の次第何卒御諒察被成下度候實は野生事多年此慢性の疾患に就ては不一方心痛を致し百方手を盡し候へ共一向根治の見込無之候間此の病は最早不治のものと自認するに至り從て病に執着の結果は益病勢を募らしめ終に失望のあまり一時悲觀に陷り候事も有之候ひしが一度先生の御同情を蒙るに及び心機忽ち一轉すると同時に信仰の度一層强固を加へ候爲め爾來受念を重るに從ひ其の効果次第に現はれ精神は益爽快に赴きさしも頑固不治と思ひし多年の病魔も何時しか一掃せられ今日の如き健康を見るに立至り候樣相成候事實に感喜無窮の次第に御座候斯くも妙智力の顯著なる實に驚愕の外無之候之れ偏に先生の熱烈なる御同情の然らしむるに因る賜に外ならず候へば此の御鴻恩は終生腦裡に酪して寸時も忘却不出來次第に御座候就ては先便にも一寸申上候通り之にて一先御思念を中止仕り爾後は兼てより懇々御敎示被下候圓通法は堅く相守ると同時に心靈界により專ら自己修養致度決心に御座候へば何卒左樣御了知被下度候尙ほ此後とも不相變宜敷御敎導給はらん事幾重にも御願申上置候右不取敢以書面御禮如此に御座候敬具

高知市　　吉福鶴二郎（二九）

神經衰弱

（症狀）　頭重、動悸、不眠、頭及胸微痛、手足冷ゆ、身體衰弱、發病昨年七月。

拜啓日增寒氣烈しく相成候處先生には愈々御健勝の段奉大賀候今般遠隔療法懇願候處速に御快諾御熱誠なる御思念被下有難小生事も御敎示を相守り誠心受念仕り候處始より感通宜しく不可思議なる靈動有之着々奏効相顯れ申候御施術後は心氣一變百萬の援兵を得し感ありて自信力强くなり安眠し得る樣相成候之れ偏に先生の御厚情に依る處と厚く御禮申上候

神戸市海岸通三丁目　瀨野正夫（一九）

ヒステリー

（症狀）　惡寒、眼かすむ、のぼせ、便秘、手足疼痛、盜汗、胃部不快、物事氣にかゝる。

（第一信）　過日は第二期の御思念にあづかり首尾よく終りました早速御返答申上ぐべきの處つひ〳〵只今の罪ゆるしからず思し召し下されたく願上ます昨今は何となく心はさへ所々の疼痛もうすらぎ實にうれしく先生の有がたき事を出入の人々に物語り皆々不思議と云はぬ人はありません我も我も斯る治療を受けたき事よと話し居ります

末ながく先生の御榮にあられん事を山里遠く念じ上ます

（第二信）　此の頃は日増秋冷を催し候扨て私事昨今は健康の身にて家政に從事いたし居り候間何とぞ御心安う思し召し下されたく願上候此れ皆先生の御なさけ深き御治療にあつかりし故と深く〳〵身にしみ片時だにもわすれずに今後先生のます〳〵光榮あられん事を切に祈り居り候先は御無音御見舞まで亂筆もて申上候。

岡山縣津山町　豊　福　せ　き（二五）

胃　痛

謹啓仕候陳者先生益御清榮奉大賀候扨て御通知に接し去る二十日午後九時より二十六日迄受念爲被致申候處毎回共手先に靈動有之受念後何共申樣なき快氣の感を覺へ就て胃部之痛疼等も漸時に止み其後今日迄は日一日と快方に向ひ一增効大なる事を信居候得ば今一期御手數を相煩し度候

岡山市天瀨町　片　山　春　吉（五二）

其他、肺尖加答兒、肺結核の全治したるもの數多あれども。その氏名を公表するを憚り掲載を見合せたれば、前掲の感謝狀に依り、妙智療法の効果を認められんことを望む。

會員の實驗成績

予の妙智療法を教授したる人、既に千六百有餘、その中二三の報告を左に掲げて、讀者の參考に資せんとす。

妙智療法實驗報告

三重縣亀山町　林　豊次郎

（一）舌根緊縮發音不能症

當郡晝生村臼井八郎衛門妻きさ當年廿七歳本年三月出產四月中旬ヨリ俄ニ言語不通トナリ舌根緊縮シテ食物ヲ嚥下スル能ハズ津市病院ニ入院六ケ月ニ及ブモ毫モ効果ナキヲ以テ當町某醫方ニ入院四十日ヲ經過シタルモノナリシガ余ハ子宮筋緊縮ト診斷シテ重ニ子宮部及後腦咽喉ノ部分ニ治療ヲ加フルコト僅ニ六回ニシテ全治シタルヲ以ラ一族皆其偉効ニ驚キ夢カト思フ程ナリトテ喜ビ居レリ今治療中余ノ患者ニ注意シタル事項ヲ記錄スルハ治療者ノ好參考ト信ズルニ由リ之ヲ摘錄スルニ余ハ前述ノ患者

ニ對シ治療毎ニ口ヲ開ケ舌ヲ出セト注意セシニ最初ハ僅ニ口ヲ開キ舌ハ齒ヨリ外ニ出デズ日々同一ノ注意ヲ加ヘ且ツ自宅ニ在ル間モ此ノ二事項ノ練習ヲ行ハシメタルニ四日目ニ至リ少ク大ニ口ヲ開キ又稍長ク舌ヲ出シタルヲ以テ直ニ五十音ノ發音ヲ爲サシメタルニら行た行な行ヲ除ク外各音ヲ嗄聲ニ發スルコトヲ得タリ由テ五回ヨリ咽喉部ニ濕布ヲ施サシメ且舌ヲ溝形ニセヨ又上噂ニ付ケテ上ニ卷ケト命シ發音難澁原因ヲ除カシメントセシニ六回ニ至リ大聲(少シク振ヲ帶ブ)ニテ普通言語ヲ發スルニ至リ自ラ欣然トシテ今日迄ノ謝辭を立派ニ陳ブルニ至リ日々付添來レル實父ヲシテ驚喜落涙セシメタリ

(二)關節僂痲質斯(兩手首及各指彎屈)

伊豆國賀茂郡仁科村本會々員小池文亮君妻某四年前ヨリ本病ニ罹リ百方治療ヲ加ヘタルモ効ナク外形不具者ト疑ハル、ニ至リ且患部ニ疼痛ヲ覺フ遠路來リテ治療ヲ乞ハル、由リ日々三回宛患部ノ筋肉及骨節ニ治療ヲ加フルコト七日間ニシテ全治シタリ其筋肉ノ部分ハ治療上參考トナルベキモ圖解ニ由ラザレバ説明シ難キヲ以テ之ヲ省略ス

(三)神經衰弱及瘰癧病

九州福岡鐵工所職工石田某妻當年廿五歳二年前ヨリ本病ニ罹リ種々治療ヲ加ヘ福岡大學ニ於テモ數回投藥ヲ乞ヒタルモ寸効ナカリシガ當郡緣者ノ通知ニヨリ態々來リテ治療ヲ乞フ由テ頭部頸部腰部ニ對

シ日々三回乃至四回宛十日間連續治療ヲ加ヘテ全治セシメタリ

(四)眼病綱膜炎(俗ニ干底眼)

北海道北見國網走郡達媚村松平重雄君前年左眼ハ火傷ノ爲メ失明シ右眼本月初旬ヨリ星ヲ生シ疼痛ヲ覺ヘ漸次白翳ヲ蒙リ全ク失明ニ至リシヲ以テ本月十五日出發晝夜兼行十九日拙宅ヲ訪問セラル爾來日々二回頭部眼瞼及胃腸部腰部ニ治療ヲ加フ僅カ八日間ニシテ八分通リ快方ニ向ヒ大概ノ物体ヲ見分クルニ至レリ猶治療中ナリ

(五)腦病

當部高津瀨村廣瀨江藤庄八郎君半年前ヨリ頭痛眩暈ヲ覺エ各地名醫ニ就キ治療ヲ受ケタルモ少シク農事ニ從事スレバ忽チ頭痛ヲ覺ヘテ何事ヲモナス能ハズ歩行スルニモ少シク速歩セント欲スレバ卒倒セン計ニナレリトテ余ノ治療ヲ乞ハレタレバ胃部及腰部ニ對シ二回頭部ニ對シ一回ノ治療ヲ加ヘタルニ爾來全治セリトテ驚キ且喜ビ直ニ貴會々員ニ入會セラレタリ

(六)甲狀腺炎病(ストルーマ)

滋賀縣八日市町堀萬次郎君一ヶ年前右方咽喉下部ニ銅貨大ノ腫張ヲ來シ少シク疼痛ヲ感シタリシガ日ヲ經ルニ從ヒ大キクナリ呼吸困難を覺ヘ本年五月以降ハ左方ニモ一大腫張ヲ呈シ飲食物嚥下ニ苦痛ヲ

覺ユルニ至レリ尤モ當初以來大阪京都名古屋三市ニ於ケル有名（故サラ病院名ヲ省ク）ナル病院ニ付キ治療ヲ乞ヘドモ本病ハ切開ニ由ラザレバ治療ノ術ナク而モ切開スレバ生命ニ見込ナシトノ事ナレバ如何ニセントテ五月以降ハ只仰臥シテ死ヲ待ツノミナリシガ友人ノ勸により同町日本心靈會員（現今ハ貴會々員）梶浦惠然君ノ治療ヲ乞ハレシニ梶浦君ハ又自己ノ經驗ニ乏シキヲ以テ余ニ紹介セラレタレバ取ルモノモ取リ敢ヘズ汽車中ニ於テ不時ニ氣管ニ壓迫ヲ來シ何時何處ニテ死スルヤモ計ラレズト思ヒ看護人ヲ同伴シテ余ヲ訪問セラレタレバ毎日二回頭部腹部及患部ニ對シ治療ヲ加フルコト六日間ニシテ九分通リ快方ニ向ハレタリシヲ以テ驚喜ノ餘直ニ貴會々員ニ入會セラレテ今ハ自宅ニ在リテ自巳ノ治療ヲ加ヘラレツヽアリ

拜啓、御教授ノ療法ヲ施術仕候ニ悉ク効果有之候ニツキ、左ニ實驗報告仕候間御高覽被下度候

（Ｉ）咳ヲ止メタルコト

八束郡美保關村鹽谷某ノ娘シナ（七歲）ハ風邪ニ罹リ醫療セシ所全快セシヲ以テ其後入浴セシガ、一時間程經テ不意ニ咳及ビ嘔吐ヲ催シ、後ニハ身體勞レ非常ニ難澁スルヨリ、兩親ハ勿論家内一同打寄リ醫師ヲ迎ヘ治療ヲ乞ヒシモ其効ナク尙其他種々手當ヲ成セドモ寸毫ノ効ナクシテ大ニ困難シ居タリシ

折リ、予ノ施術スルヲ聞キ、直チニ同人ヲ背負ヒ來リ、是非トモ施術ヲ願ヒタシトノヿニ予ハ快諾シテ施術セシニ、奇ナル哉妙ナル哉、只一回ノ思念ニテ全ク止マリタレバ親子共ニ大ニ嬉ビ笑ヒヲ含ミテ再拜シ歸リタリ、其翌日母親來リテ其夜ハ元ヨリ其後モ一回ダニ咳ヲツカズト云ヒ居タリ。

(2)喘息及ビ腫物

美保關村奥市某ノ三男(三歳)ハ喘息ニテ困難シ、醫師ノ治療ヲ受ケタレドモ其効ナク如何セント途方ニ暮レ居タリ、偶予ノ施術スルヲ聞キ及ビ、予ニ一任スル故治療ヲ乞フトノヿ故施術セシニ、十七日間ニシテ全快シタリ、尙其ノ治療中、頸部ニ卵大ノ腫物ヲ生ジ、苦痛セルヲ重ネ〴〵ノ厄介ナレ圧、治シ呉レトノヿニ試ニ施術セシニ一回ニシテ其大部分ハ減ジテ癒エ、其後四回ニテ全ク形跡モナク全治セリ。

足　痛

同村美保關宮市某四十三歳ハ足首ノ筋不意ニ痛出ミシ步行スルニ不便トナリ予ニ治療ヲ依賴セシニ付施術セシニ一回ニテ痛ミハ半減セリト云ヘリ、第二回ニシテ全ク痛ミハ無クナリ、步行スルモ毫モ差支ナクナレリ。

其他ニ本月治療シタル統計ヲ左ニ報告仕候。

病名	人數	全治	治療中
虫	二六	二四	二
神經衰弱	二	二	○
子宮内膜炎	四	四	○
リウマチス	四	三	一
ヒステリー	二	一	一
喘息	一	一	○

病名	人數	全治	治療中
神經痛	三	二	一
逆上	一	一	○
角膜炎	一	○	一
頬ノ腫	二	二	○
肩ノ凝リ	一	一	○
肋膜炎	一	一	○

島根縣八束郡美保關村
美保神社神官　青砥勝衛

拜啓既に櫻花も落ち盡して新綠滴るの候と相成候處先生益々多祥奉賀候小生御蔭にて日々修養致し其後日々に良く快活と相成家事に從事致居候これ先生の御指導に外ならずと奉感謝候扨兼て御敎授相受け候治療法實驗致候處不思議にも効驗著しく驚くの外御座なく候余の確信は之に依り益々强固と相成申候依て御參考までに二三實驗報告御送付致候間御高覽被下度候。

余去ル日村ニ集會アリテ其席ニ列ス會スルモノ十數人其内ノ一人(廿五歳男)齒痛ニテ堪エ兼ネ其中途ニシテ辭セントス依テ余ハ實驗ノ爲メ施術シ呉レント思ヒ彼レニ向ヒ、余ハ近頃斯ル病ヲ治療スル術ヲ學ビ大イニ効驗アルコトヲ諭シ全力ヲ注ギテ施術シタルニ不思議ナル哉齒痛ハ立所ニ止ミ、患者大ニ喜ビ全ク痛ヲ忘レテ會談ヲ終了ス、衆又皆驚キタリ。

又余ノ近隣ニ六十五歳ノ老婆二階ノ階段ヨリ落チ臀骨ヲ打チ、痛ミ甚シク二週間モ歩行ナラズ余ニ施術ヲ乞フ三日ニ四回ノ施術ニテ全癒セリ。

又余ノ親族ノモノニシテ今年七十歳ノ老人、數年前ニ重病ニテ耳鳴リ目カスミ時ニハ眩暈シ、歩行モ出來ザル程ニテ良醫ニカヽリ治療スルモ其効ナク、殆ド困リ居タリ、余ノ松江ニ行キ神經衰弱ノ治シタルヲ聞キ如何ナル施術ナルヤヲ問フ、依テ詳細談シ聞カセ早ク松江ニ出デ木原先生ノ施術ヲ乞フベシト勸告シタルモ、老分老體ニテ萬事不自由故ニ遠方ニ滯在スルコトヲ得ズ是非貴下ニテ施術シ呉レトノ嘆願ニテ余モ斷リ難ク試ニ施術ニ着手シ一日ニ二回ヅヽ一週間ニ及ビ大ニ輕快ニ赴キ患者モ喜ビ熱心トナリ日々施術セシガ三週間ニテ全治シ、目下ハ農繁ノ時季ナレバ此老人田圃ニ出デ耕作ノ手傳ヲナスニ至レリ。

治病統計表

病名	施術回數	効果	年齢	性
脚氣	三〇	全治	七〇	男
氣管支炎	三	全治	六七	女
腸加答兒	三	全治	二	女
瘰癧	一五	快方	五八	女
虫	六	全治	一〇	男
腦出血	二	全治	二五	女
腸胃加答兒	五	全治	二六	男
風邪	二	全治	六	男
齒痛	二	全治	五〇	女
肋膜炎	六	全治	八〇	男
子宮病	四	全治	三二	女
腦貧血	三	全治	五〇	女
鼻加答兒	三	快方	一九	男

病名	施術回數	効果	年齢	性
夜啼	二	全治	二	男
神經痛	七	全治	五五	女
同上	五	全治	五八	女
腦出血、百日咳	六	全治	三九	男
打身	一〇	全治	三三	男
齒痛	二	全治	三七	男
同上	一	全治	四二	男
同上	六	全治	一二	男
腰髓炎	四	全治	三九	男
便毒	三	全治	二七	男
筋炎	三	全治	三三	女
十二支腸虫	三	全治	五五	女
下風	四	快方	二九	男

島根縣能義郡赤屋村

公吏　小原熊太郎

拝啓其ノ後ハ兎角多忙勝ニテ失禮致居リ候、兼テ渡邊秀法（京都日本心靈學會長）ヨリ御報告申上ゲ候ヘシ通リ、歸寺以來、病苦ニ惱ム人ヲ助ケン爲メ、毎日七八名乃至十名アマリ治療致居リ候處、何レモ難症ノ者ニテ困リ候モ成績ハ宜敷方ナレバ御安神下サレ度候、秀法始メ治療致シタル今市新町ノ肋膜患者追々宜敷右ハ先月卅一日ヨリ治療致シ居ルモノ、一兩日前ヨリ隣家ヘ遊ビニ行ク樣ニ相成母親モ非常ニ喜ビ居リ候、毎日一回宛治療致居リ候。

古志村ノ脹滿ノ婦人其後出來ルダケ毎日一回宛治療致ス考ヘナレドモ、雨天又ハ寺務ノ爲メ休ム場合モ有之候、腹部ハ餘程小ク相成樣ニ有之候モマダ〳〵大患ニ御座候、鳩尾ノ處ニ一寸シタル塊有之ソレガ爲メ食事ヲスルト胸苦シイトノ事、治療以來非常ニ輕快ヲ覺ユルトノ事ニ候。

尙本月五日當地ヨリ一里半アマリ有ル處松寄下村後藤要太郎ト申スモノ一ケ年前ヨリ腦病ニテ醫藥ノ効アラズ、今月廿日餘リ臥床致居リ候處頭痛及ビ齒痛ハゲシクソレガ爲メ頭モアガラズ、時々半死半生ノ苦シミヲ爲シ家內一同非常ニ心配致シ、母親ガ古志ノ正法寺ノ紹介ニテ是非共來テクレヨトノ頼ミニ參リ、病人モ相待ツ由ニテ雨中ナリシモ午後五時半ヨリ車ニテ參リ候處、非常ナル大患ニ見受ケ候兎ニ角一回治療ヲシテ歸リ候モ心配ニ堪ヘズ候間翌日モ參リ候處、病人ハ床中ニ坐シ居リ候、私ノ顏ヲ見ルトスグ立ツテ臺所デ挨拶ヲセラレ私モ實ニ驚入候、家內一同大喜ビニテ酒ヲ出スヤラれ茶ヲ出スヤラ大騷ギ、歸ル時ニハ先生樣明日モ何卒御願ヒ申マスト云フテ病人モ家內一同ト共ニ表マデ送ツテクレタルモヲカシクモアリ、私ハ車上デ宇宙ニ向ツテ感謝スルト共ニ松江ノ空ニ向テ感謝シマシタ。

其後御尋申候眼病ノ小供ハ日々輕快致居リ候テ親子涙ヲナガシ喜ビ居リ候、每日來ル患者ニ小供ノ疳一人、眼病三人、中風病婦人一人、肩ノ凝リ一人、婦人脹滿二人有之又新町ニ三名、合計十一名ニ御座候、又古志村ニ肋膜患者一名ハ青年ニテ遠隔治療致候、先ハ昨今之情況御報マデ。匆々

島根縣簸川郡大津町
圓光寺尼僧　竹內秀光

拜啓先般參上仕リ記憶進增法ノ御敎授ヲ相受ケ候際、疾病ニ對スル應用ヲモ御話シ下サレ候處、高等女學校ニテ之レヲ應用致候ニ非常ノ効果ヲ認メ候マ、概略御報申上候、尙家庭ニテモソノ話ヲ致シ候處二三ノ人ヨリ依賴サレ施術仕候間其情況御報申上候。

學校ニテ友人二名ノ患者ヲ治療セリ、一名ハ肩ノ凝リニテ苦痛ニ堪ヘズ半途退學セントスルニ當リ

氣ノ毒ニ思ヒソノ肩ニ手ヲ當テ單一觀念ヲ集注致セシカバ直チニ苦痛トレテ人皆ソノ神効ニ驚キ居タリ。

一名ハ檢事正ノ令嬢ニテ四五日前體操ノ際足部ヲ子ジテ膝ノ關節ヲ碎キ醫療ヲ受ケ元ニ復シタルニ膝以下ハ腫レテ歩行シ難ク往復共ニ腕車ニヨレリ依テコレニ施術シタルニ歸途腕車ヲ用ヒズ數丁ノ行程ヲ徒歩歸宅スルコトヲ得タリ其後漸次快方ニ向ヒ遂ニ全治シタリ。

膈加答兒

私ノ母朝食後食アタリニテ其日一日身體ダルク吐ク樣ナル心地スレモ吐クヿ出來ズ難澁シ居タルヨリ、直チニ施術シタルニ其夜下痢シソレヨリ心地良クナリ翌朝ハ早クヨリ起キ出デテ常ノ如ク働キ居レリ。

小便ノ不通

町内ノ山根某ノ次女(五歳)ハ本月五日ヨリ虫氣ノタメ小便不通トナリ六日ノ夕刻ニハ眞青ニナツテ醫者ヨ藥ヨト大騷ギヲナシタルモ其効ナク、翌朝ニ至リ私ノ施術スルヲ聞キ直グ樣兩親及ビ祖母其子ヲ連レ來リ右ノ次第ヲ話シ直グ治療シ呉レト依賴セシヨリ、登校ノ時刻モ接近シ居タルモ斯クマデニ言ヒ來リタルモノ故施術シテ歸宅サセタルニ、歸宅スルヤ否ヤ直チニ茶ヲ煎ジタル樣ナル小便多量ニ出デタリトノヿニ、祖母ハ大ニ喜ビ嬉シマギレニ跣足ニテ走リ報告シ來レリ、其後日沒マデニ又同樣ノ小便通ジタレバ、經過非常ニ宜シク第二回ノ施術ニテ元ノ身體ニナリ、全ク遊ビ戲ル、樣ニ成レリ。

心臟病及ビ肋間神經痛

知人福田某ノ妻キヱ(二九)ハ四年前ヨリ心臟病ニ罹リ人事不省トナルコト度々アリ、今迄トナク種々ナル藥種及ビ醫師ニカヽリ治療スルモ是レト云フ程ノ効果モナク大ニ落膽シ居タリ。同女ハ時々亡父ノ墓參スルニ二十間程ノ坂路ヲ登ル途中心臟鼓動ノタメ五六回モ休息シ漸クニシテ登リ鼓動ヲ氣ニナシツヽ墓參ヲ濟マス有樣ナリシニ一日會談ノ時右ノ次第ヲ語リ是非共施術シ呉レト依頼セラレシヨリ一回ノ施術ヲナシタルニ大ニ心地ヨクナリ翌日來リテ喜ビ居タリ、其後三回ノ施術ニテ常ノ如ク墓參シタルニ之レマデトハ異リ坂路モ一度ノ休ミモナク登ルコトヲ得大ニ心强クナリ、私ヲ信ズルヿ益々深ク熱心ニ施術ヲ受ケタルヨリ四年以前ヨリノ心臟病モ二週間程ニテ全治スルト共ニ、肋間神經痛モ何時シカ治リ裁縫等熱心ニ致スモ差支ナキ樣ニ成レリ。

徳島市新町　中村加代子(一七)

謹而恩師會長閣下に拜謝す。

自分こと壯年の頃より常に多病勝の爲め、身心共に柔弱にして平素兎角不愉快に暮し居り申候處、一兩年以來更に不幸の頂點に達し煩悶苦惱の結果遂に腦神經衰弱症の極度に陷り候につき、聞及ぶ限りの名醫につき治療を請たるも、更に其効なく徒らに死を待つの不得止に立至り申候、然るに本年六月中旬知己のものより貴會員本縣龜山町林豊次郎氏慈善的に一般病者に施療せらるゝ由を聞き、直ちに行きて治療を請ひたるに幸ひ氏の快諾を得、其後一週日程日々懇篤なる治療を受けたるに、不思議にも名醫に捨てられし重症も日に快方に趣き、今は殆んど全快に近づき申候、此時に當り慈善に篤き氏は小生が近年重なる不幸に多大の同情を寄せられ、勸むるに貴會に入會を仰ぎ耳根圓通の妙法によらん事を以てせらる、小生直に氏の說ひ隨ひ氏の紹介を以て、六月十八日申込書を差出申候處直に御許可に相成り、二十二日該講話拜受仕候、以來同講話を拜讀研究すると共に、林氏に就き實地修養仕居候處日ならずして通徹するを得たるは無上の賜と存候、始め之を行ふに當り少しく耳鳴を起し、稍頭痛を感じ、兩肩に凝りを覺え候へ共怠らず修行を續行しつゝあるに、何れの程か之を忘れ、腦天冷靜となり隨て身心爽快を覺え申候、爰に於て念の爲め先輩林氏の檢閱を請ふに全く圓滿に通徹せるものと認められ候、更に氏の勸めに隨ひ先つ研究的に妙智療法に依り病者に治療を施しつゝ有之候處、僅々十五日間に別表の如き成績を得申候は自分ながら其の奇効を感歎せる次第に御座候、之れ全く貴會の賜と感謝罷在候次第に有之候。右謹而通徹の狀況並に療法の結果を報告仕り候と同時に尊師會長閣下に奉拜謝候也

三重縣鈴鹿郡井田川村西富田

田中竹次郎

妙智療法治病成績

病名	摘要	治療回數	輕快	全快	其他
肋膜炎	一ヶ月前ヨリ發病醫師ノ治療中重體ノモノ	一三	｜	一	｜
感冒	三日程前ヨリ	一	｜	一	｜
胃腸病	時候病カ四五日間病床ニアリシモノ	一三	一	七	｜
腸チブス	五十日前發病	六	｜	一	｜
脊髓炎	二年前ヨリ	六	｜	｜	中止
痔疾	二年程前ヨリ	六	｜	一	｜
肝臟炎	十日前發病	四	一	一	｜
疝痛	重キハ三十年來ノモノ	二四	一	八	｜
百日咳	一ヶ月前ヨリ	四	｜	一	｜
打撲傷	十二日前	四	一	｜	｜
リユウチマス	數年來の痼疾	一八	一	二	｜
關節炎	二三年前ヨリノ人多シ	一三	一	六	｜
子宮病	一ヶ年以上	八	｜	一	｜
腦貧血	廿三時間前發病	五	｜	一	｜

謹啓陳は本年は近年になき暑さに御座候、先生には何の御變りも御座なく候や御伺申上候、過日は心靈界御恵與被下難有存候、早速御禮申上へきの處幸ひ佐々木兄態々御來寺被下大なる御敎訓に預り奉萬謝候、小子歸寺後圓通法につき實驗致し大に効果有之、早速御通信致し度と存候も、一應佐々木兄に小生の修養徹底したるや否やを御敎示を乞はんものと其儘に致し置き候、同氏御來寺の節御話し申し候處、幸ひ同病人にも御逢ひ被下候事なれば、實際に有之候につき右實驗に就て御通信申上候

長野市城山小學校、女敎員にて吉原と云ふ人、本年三月頃より心臟病とかにて打伏し居り候處、本月十一日終に最早駄目なれば、同輩の人にて早川といふ女敎員を招ねき後事を托し、種々同日迄の禮など申され候、然る處フト早川先生は小子の事を注意なされ、明日にても(其時は夜中なれば)御願申上ては如何といはれ、十二日頼みに參られ候まゝ夕方參り候處、病人心臟の部に醫師から注射を受け、氷嚢にて冷し居り此の樣に皷動甚敷致し居り大いに心配につき如何やと申され候故、小子は早速氷嚢を取り捨て思念致せし處不思議や直に止みて氣分も大に宜敷樣申され、次に一回都合二回にて歸り申候、亦其の翌日夕方參り候處、昨夜御治療を受けてより安眠出來、本日は氣分大に宜しく、今夕は祭禮なれは安心して子供等を遊びにやり申し、實に御禮の申し樣もなき事とて喜び居候、又々一回治療致し、それより同日までは外出は一歩もせざりしに、私の宅まで參る樣に相成り候上夕方は庭園に水

などまき、近傍の人達を驚かし居申候。

次は吉田町に俊明社と云ふ運送會社あり、その仲仕にて右の頬内部に腫物あり、三ヶ月以上醫師の治療を受け居るも痛み止まず、唯々少し許りのウミ切開口より出づるのみとの事にて、小子一度思念致し置き候處、歸宅後大にウミ出で今日にては仕事を致し居るとの通知有之候、其他上水内郡長早川繁夫氏の令兄にて、長野赤十字社病院にて病名不明なれど一週間藥貰ひ居り候、本人は心臓の皷動烈しく少しの勞働は元より二階の階段等の上り下りも出來ざる程の人に一度思念致せしに、其後運動しても少しも鼓動もなく唯々不思議に驚かれ申候、玆に御禮旁々一寸御通信申上候匆々

長野市權堂町　柴田圭夫

余は生れつきの虚弱の身であつて殊に幼少の時などは、坂道さへ登ることは不可能であつた。この儘ならば到底永らくの存命は覺束ないと思はれた、斯くして兎に角少年時代は不安に日暮しをして了ふた。其後又何の不運かは知らねども、脚氣と神經衰弱とに冒されて煩悶しては自暴自棄となつて、醫療も受けては見たが、左程の効果も現はれなかつた、時は明治四十四年の夏であつた、仍で身體を壯

健にすれば、病氣が全治するものと思惟して、柔術の練習を初めたり、小田部莊三郎氏の深呼吸法を試みたり、熊谷逸仙氏の體操をしたり、サンダー式の鐵亞鈴にて運動をしたり、藤田靈齋氏の息心調和法を勤めたり、白隱禪師の夜船閑話に依つて、坐禪調息をしたり其れは〳〵苦辛をしながら歲月を送つた、斯くて他人の命を助けるのは愚か、自分の身體さへ持つに容易ではないと思ふて居た、時に京都の心靈學會から日本心靈といふ新聞が舞ひ込んで來た、物好きの樣だが亦之に加入して呼吸式治療法を習得實驗して居る所に、本會の木原先生の耳根圓通法御講授の事を知らせられた。これこそは完全無缺なる釋尊直傳の治療法であつて、佛子たる者の爲すべき業と合點して、早速入會の手續を了した、篤實なる木原先生は速かに快諾されたので、不憫の余も會員の末席に列するの光榮を受け得た其れで先づ耳根に定力を入れることを工夫した、初めは耳口に一棒を挿むが如き感じがしたが、遂にこの感じもとれて了ふて、五日許りで明瞭となつたから非常に喜んだ、次には胸部及び腹部と漸次に定力を用ゆる事に工夫を凝らした、これも數日ならずして動悸靜まりて寂然たる樣子となつたので、豫め通徹したものと思ふた、斯く修養法を勤めた故か、身體少しは瘦せては居れど、拾數貫匁の荷を負ふて坂路を上下すれども左程の苦痛は感ぜぬ樣になつた、思へば斯く强健になつたのも恩師木原先生の御講授の然らしむる所と感じて只有難さの淚が流るゝ許りである。御講授を蒙つた妙智療法を他人に應用實驗して治療した、最近の事實を御報告申して御禮の一端と致しませう。

病名	經過	回數	年齡	性名	成績
頭痛喘息	拾貳年前コリ	三〇	五六	拙父	良好
齒痛	二日前ヨリ	一	一九	愚妹	全治
膝ヨーさ頭痛	一週前ヨリ	三	四一	古澤かつゑ	全治
關接リウマチス	三年前コリ	九	三一	庄司庄一郎	全治
筋肉リウマチス	拾日前ヨリ	一	二〇	飯野武	良好
關接リウマチス	拾五日前ヨリ	一	四六	飯野竹治	良好
肩の凝り	二年前ヨリ	一〇	七六	庄司ふさ	全治

其他三名有之候も略す

山形縣西村山郡西山村岩根澤

岩松寺　松田英芳

治療開始の日尚淺きを以て、多數の效果を擧げずと雖も、近來施行したる妙智療法の成績御報告申上候。

病名	種別	年齡	回數

發熱	男	五	一回	全治
腹痛（醫藥効なき劇痛）	男	七	一回	全治
腫物	女	四五	四回	全治
腹痛	女	八	一回	全治
リウマチス（劇痛）	女	五四	二回	全治
氣管支加答留	女	二	三回	全治

山形縣北村山郡屋花澤町　小野武夫

謹啓、妙智療法實驗御報告仕候單一觀念を集注せば、其の感應顯著にして驚嘆するの外無之候、左に成蹟表を、

病名	回數	効果	男女	年齡
齒痛	一	卽治	男	五四
神經痛	二	全治	同	四四
慢性胃弱	一	全治	同	四四
心臟病と喘息	二	良好	同	五三
齒痛		卽治	同	二六

腰痛（遠隔療法）　三　良好　女　七八
眼病（慢性的の）　一　良好　同　三一
右の外目下醫薬効なき慢性のものを引續き治療中につき、其詳細は何れ次便に申上候

茨城縣西茨城郡岩間村普賢院内　村竹政良

妙智療法の實驗に就て左に報告申上候。

岡山縣小田郡神島内村字入江新田　古川種男（一三）
病名夜盲症。　右の者夜間不圖目が見えなくなり余が三回の治療にて全治せり。

同縣同郡同村字東村　平川治三郎（一四）
病名齒痛。　右の者前齒痛み泣き叫ぶを母親連れ來り治療を請ひたるより余施術するや一回にて全治す。

同縣同郡同村　池田トヨ（三三）
病名肋膜炎子宮病。　右の者二三年前より同病に冐され醫療効なき者余の九回の治療にて全治せり

同縣同郡同村字瀬戸　吉澤アキ子（一三）
病名足部關節炎。　一回にて全治す。

病名右中指神經痛。　三回全治。

同縣同郡同村　尾野筆野

實弟　古川盛信（四）

病名火傷。　一回にて痛み止る。

病名感冒。　右の者風邪にて大熱を出し、吟呻し家人大いに驚き余に依賴し來るより出張なし一回の施術にて頗る効果を上げケロリと全治して皆喜びたり。

同縣同郡同村　中見山コスヱ（三五）

病名胃痙攣。　右の者胃痙攣を起し痛い〳〵と狂ひ廻り息も切れるかと見ゐたるを余熱心に施術すること連續三回に及びたればスヤ〳〵と寢入り後一回にて全治せり。

同縣同郡同村字片島　伊藤廣（二二）

右妙智療法成績御報告申上候匆々

岡山縣小田郡神島內村瀨戸　古川靈源

謹啓、貴會の御隆昌慶賀の至りに奉存候。爾來秘書精讀候へ共、法務並に依賴の患者に忙殺せられ中々靜志的研究修養難致候。餘暇の間々實修の歩を進め候處、自己常に胸部にチク〳〵痛める事故、專念之を治癒せんと念じ候へば、不思議なる哉、僅か一週間にして全治の歡喜を得るに至り申候。又一昨日より來る患者には先生の門人渡邊藤交氏の呼吸式を全然止め、妙智療法を以て治療を試み候處、虫歯の如きは一回又は二回、リウマチス六回、手首の痛み七回、三日間にて十壹名の來患者の內七名全治、二名輕快、其他の二名は不治と認め居候。本療法は渡邊氏の呼吸式と異り、身の勞苦少く、多數を扱ふ際にはこれに限ると確信仕居候。先は御禮旁々御報告まで敬具。

岩手縣岩手郡御堂村正覺院　阿部諦導

心靈療法に就ては多年趣味を有して研究せしが、先年日本心靈學會に加入して呼吸式感應法を修得して實地に經驗せしに、未だ充分の好果を收むるに至らざりしも他の精神療法に勝れるを自覺し多數の患者に應用し來りしが、今春不圖心靈哲學會に入會以來耳根圓通法を修行し、妙智療法を習得して患者に應用せしに、呼吸式感應法にて更に感ぜざりし者をも二三回の施術にて感應せしめ、全快の喜びに接せしもの今日まで無數一々枚擧に暇あらず、今左に二三を報告仕り候、中新川郡上市町水原巧宣氏宅にて前後三回治療仕り候中に

多年の子宮內膜炎にて既に瀕死のものを全治せしむ

堀田ハル(三二)

松岡權吉(一四)

脚氣にて步行も出來ざりしもの僅に一回の施術にて步行せしめ五回にて全治せしむ

其他リヨーマチス、頭痛、腰痛、寢小便等千二百名を治療せり、亦五百石町に於て二回施術、辻高原村青年公會堂に於て多數の患者を治療せり、下新川郡西布施村淸水教信氏方にて多數の患者殺到し來りし狀況は淸水君の報告(心靈界第三號)の通りに御座候、次は中新川郡滑川町にて公開仕候處同町にては精神療法の治療は始めての事にて皆疑惑を以て迎へ不安の念ありし樣子なれども、三ヶ年間足腰立たざりし塚田捨次郎(六三)なる者を立たしめしかば、大に好評を博し始めて衆人の疑惑も晴れ妙智療法の偉大なる効果ある事を認めらるゝに至れり、其後歸宅後治療せし患者に八年間目の見ゑざりし田邊榮次郎(六三)なる者を十七回の施術にて見ゑる樣に至らしめたり、又奧村コト(四三)は多年胃腸病や子宮心臟等にて困難し、醫藥は云ふ迄もなくあらゆる療法を試みしも効果なかりしもの、十二回の施術にて全快せしめたり、其他効果の顯著なりしもの多數有之候へ共貴重なる紙上を汚すを恐れ略す。

富山縣婦負郡宮川村字田屋　杉原廣宣

謹啓會長閣下益々御多祥斯道の爲め慶賀の至りに存候、不肖入會以來杉原廣宣師に就て實地研究致居候處次第に其妙境に至り、妙智療法は各地にて好評を受け居り候就ては時機を見て各地出張大に活動致す可く候、今最近の成績左に御報告申上候。

富山縣中新川郡大森村東大森　中川久雄（一四）

は生れつきの痳にして手足の自由を失ひ且曲り、言語叶はず、實に不具者にて、今迄兩親非常に心配し、金澤赤十字病院其他諸々の病院の治療を受けしも其効なく、終に斷念して不具の一生を終らしむべく決心せしを、或人より不肖の事を聞き是非治療し呉れとの事にて八月七日より約三里餘ある拙寺へ通ひ居り候處次第に輕快と相なり三十回にして手足も動く樣に相成り、口も少々物言ふ樣になり候就ては熱心に治療せば全快の見込有之大に力を得て治療仕り居候。

富山縣中新川郡南加積村廣野　酒井千代（五〇）

は脱腸にて種々手當せしも其効なく困却致し居候處不肖布敎の爲め該村に出張の際妙智療法の奇効ある事を聞き治療を賴まれ五回施術せしに全治仕り其後本人は態々拙寺へ禮に參られ候。

八月以後施療成績

病名	回數	人數	病名	回數	人數
子宮病	自五至一五	一三	脚氣	自一至五	一七
歯痛	自一至三	三八	神經痛	自二至七	四
腹痛	自一至三	七	疝氣	自一至五	二三
オコリ	自一至三	六	喘息	自三至一三	九
肩の凝	自一至三	三八	頭痛	自一至四	五八
脱腸	自一至十	八	癲癇	自八至三十	四
精神病	十五	一			

富山縣中新川郡上市町富山縣支部
副支部長　水原巧宣

謹啓貴益々御隆盛の段奉慶賀候、偖て不肖入會以來先生之御指導により日々修業罷在候、就ては其經過を左に報告申上候

一日三回　一回に付二十分修業初日の夕かた後腦に金棒を挾みし如く相成り、三日目には後惱全く空界の如く、五日目には全腦の粘液凝固せし者全降の感を覺へ候につき、小腦部に定力を入れ觀念を凝らし驗せしに、身心を打忘れ空中に一世界を成せる如くにて、恰も日光の晃耀するが如く、左

の耳根に雷聲を發し、小腦に靈動起り手の指端に靈光の流れゐを見る、依つて三丹田圓通せしを自覺せるを以て、八日目より患者に接し試みしに妙智力にて得たる功績左の如き妙効を來し、且つ自已の身躰は健康となり、身心共に爽快にして愉快なる日を送り居候

五十八歳男	肋骨打傷	二回全治	
十二歳女	肺部腫物	四回全治	
十六歳男	咽喉腫物	四回全治	(二日間絶食呼吸困難者)
四十七歳女	僂痳窒斯	十五回全治	(足甲腫兩足共歩行不出來)
十四歳男	寢小便	三回全治	

入會後の經過右の通に御座候、餘は第二回の報告に讓申候頓首敬白

山口縣大津郡日置村黃波戸口　高尾　勤

貴會の妙智療法たるや實に易入易得妙術中の妙術、拙僧は天台なる故三密加持とか、入定三昧とか、少々は研究の結果、何の苦もなく了解を得たるが如く相信居候、兼て拙僧は柔道を師範し來り居り、柔術傳書九離九氣心氣滿惣身間髮不容唯正直勝敗、云々 他に又臍下丹田靜氣云々とあれども我が扱心流に非らず、我が扱心流は意捨意、置心氣、自靜處と、種々和合心なる處に心會心傳に臍上丹田感想、云々此傳は今迄の傳と和し難く、沖中舟の如き感ありし際、貴會の妙智療法なる者は我が永年の宿志と合致し申候、即ち三丹田に別つ處は事理一體、柔術の全身圓滿捿動至道を得入定三昧の我が月輪の運

用法中に一つの光明を得たる心地致候、故に一度定力を用ゆれば、身心彌々快活に相なり、其儘患者に施術する故に更に不快の念起らず是れ即ち妙術主の妙術なりと深く感銘する處なり、入會後最近に實驗の効果顯著もの三四御報告申上候。

本村字彌四郎

肺病　中島辰夫(三三)

一年餘肺病專門の田中醫院に入院中のもの十數日間にて全治

小倉市師範學校生徒

肋膜炎　井上某

昨年の冬感冒に罹り校醫の服藥中追々重態と變じ、小倉病院に入院し肋膜炎と診斷せらろ、其後福岡大學病院に轉じ三四月間入院し、當方へ來りたる時には熱三十八度に上り困難せるを、數回の施術を以て全快歸校せしめたり。

福岡縣柳河感應院　神代精蘊

以上掲載のものは、只會員成績報告の一部分に過ぎざれども、其の効果は大に認むる所のものあり。讀者諸氏、本書に依りて之れを實地に應用せば自他共に益する所多からん、故に予は、社會救濟の一助として大に推薦せんとする所以なり。

治療實驗成績(終)

妙智療法 允許證授與規定

第一條　妙智療法ヲ以テ公衆治療ニ從事セントスル者ハ本會規定ノ允許證ヲ請求スヘシ　但シ耳根圓通法通徹ノ修得證ヲ得タル會員ニ限ル

第二條　允許證ヲ請求セントスル者ハ「治療ノ實驗成績」二件以上ヲ返信料添付シテ報告スルモノトス　但シ被術者ノ住所姓名職業年齡ヲ明記スべシ（報告書ハ半紙型罫紙ニ限ル）

第三條　本會ハ報告ニヨリテ技能ヲ審査シ而シテソノ適否ヲ通知ス

第四條　施術ノ技能ヲ認メラレタル者ハ其允許證請求書ニ謝恩金トシテ金壹圓ヲ添ヘ申込ムべシ本會ハ允許證（治療室揭示用額面）並ニ官憲ニ對スル證明書ノ二通ヲ授與ス

第五條　允許證並ニ官憲證明書ナクシテ濫リニ公衆ニ施術シ其筋ヨリ干涉ヲ受クルトモ本會ハ其責ニ任ゼス

心靈哲學會

跋

精神的療法に就ては、予多年趣味を有して研究し幾多の精神療法に關する著書を渉獵して多少實驗を試むるに、感者もあり不感者もあれども、その出來得べきを確信して疑はざりき。偶患者に對して實驗を試み其効果を認めざるごきは自己の精神力通徹せざるものごして修養ご膽練ごを怠らざりしが、先年ある動機に依り、日本心靈學會に入會し渡邊藤交氏の呼吸式治療法を修得して之れを患者に試むるにその効果あるを自覺し、爾來之を各地に公開し相當好評を博せしが未だ充分滿足する能はず、專ら焦慮工夫中なりし處先般鬼佛先生唱導の耳根圓通法を修行し通徹以來自己の身心一變し益々健康體ごなり其妙智療法を患者に應用するに、呼吸式療法にて更らに感應せしむる能はざりしものも、能く奏効せしむる事を得て心中無限の大喜悦を生じ、爾來妙智療法を應用するに百發百中已れながら感嘆する計りにて簡易なること患者こ談笑の間に施術し以て偉効の存する、眞に多數精神療法中の覇王こ確信するに到れり。

頃日各地よりの招聘止まず自宅に來る者亦踵を接する有樣なり。佛陀の首楞嚴經中に說示し給ひし此の妙法を社會に弘宣し心身の苦惱に泣ける病者を救濟し以て社會に活動せしむるは之れ亦た佛徒の責任ならんこ信ず。爰に耳根圓通妙智療法祕錄の再版に際し愚稿を提出する所以なり。

丁巳霜月中浣

心靈哲學會富山縣支部長

杉　原　廣　宣

大正六年五月一日印刷
大正六年五月六日發行
大正六年十一月三十日再版

非賣品

不許複製

島根縣松江寺町九十九番地
著作兼發行者　木原通德
島根縣松江市片原七十九番地
印刷者　布野友太郎
島根縣松江市片原七十九番地
印刷所　文友社
電話三三五番

松江市寺町九九
發行所　心靈哲學會
(振替口座大阪二一六五七番)

解題

原坦山は、明治期の曹洞宗の有名な僧侶で、明治十二年、東京大学印度哲学の最初の講師となった。奥州磐城の産、江戸に出て神林清助について易を学び、幕府の大学・昌平学を卒業、仏道に入り、浅草総泉寺の英仙について得度し、さらに京都の蘭方医小森宗仁の下で解剖生理学を学ぶが、尾州八事山に参詣の際に正光真人なる神仙と出会い、仙訣を授かる。それに基づき、身を以て再三死地に出入して実験実証の結果、惑病同源、脳脊異体を力説し、明治六年に「心性実験録」として木版に付した。

坦山によれば、魄液が腰部から脊髄を上流して脳において魄気と和合しそれが全身に流れるが、その和合の度合いと流れの働き具合で、惑ともなり病ともなるという。脊椎より上流するものを陀那と言い、脳において阿羅耶識と和合して下流するものを末那識というが、脳と脊髄の接路を断ずることで正覚霊知を開き、身体壮健たるを得るとし、その具体的方法は聴覚神経と関係することを発見した。これを耳根円通法と称するが、明治六年の木版本原本は大半が漢文のため難解で、坦山が帰幽して十五年後の明治四十一年、弟子の荒木礙天が原本に基づき、生前に坦山から講述された詳細な論拠や解説を加えて刊行したのが本書所収の『禅学心性実験録』である。荒木礒天は、弊社刊行『鎮魂気吹法／仙術』中「仙術」の著者でもあり、禅学系統の仏仙道の流れを把握するためぜひ併読されたい。

古神道界では友清歓真が原坦山をきわめて高く評価し、『古神道秘説』『古道神髄』『天行林』などで再三にわたり言及している。友清によれば、耳根円通法は音霊法とその原理を一にするものであるという。

併収の『耳根円通　妙智療法秘録』は坦山より耳根円通法を継承した木原鬼仏の著作であり、耳根円通法を応用した治療法「妙智療法」を平易に解説したものである。木原鬼仏の著作は他に『霊明法講授秘録』があり、八幡書店より復刻されているので、併読をお勧めする。

編集部

禅学心性実験録　原坦山著・荒木礒天講述
耳根円通妙智療法秘録　木原鬼仏著

平成十五年三月十四日　初版初　刷発行
令和七年四月二十一日　初版第三刷発行

発行所　八　幡　書　店
東京都品川区平塚二－一－十六
KKビル五階
電話　〇三（三七八五）〇八八一
振替　〇〇一八〇－一－四七二七六三

ISBN978-4-89350-588-0 C0014 ¥3200E